Gerald Hüther/Helmut Bonney
Neues vom Zappelphilipp

Gerald Hüther/Helmut Bonney

Neues vom Zappelphilipp

ADS/ADHS: verstehen, vorbeugen und behandeln

Patmos

Bibliografische Information der Deutschen Nationalbibliothek

Die Deutsche Nationalbibliothek verzeichnet diese Publikation
in der Deutschen Nationalbibliografie;
detaillierte bibliografische Daten sind im Internet
über http://dnb.d-nb.de abrufbar.

8. Auflage 2007
2007 Patmos Verlag GmbH & Co. KG, Düsseldorf

Umschlagmotiv: © zefa Bildagentur
Umschlaggestaltung: Groothuis, Lohfert & Consorten, Hamburg
Printed in Germany
ISBN 978-3-491-40121-1
www.patmos.de

Inhalt

Vorbemerkungen
So geht es nicht mehr weiter 7

1. Zahlen und Fakten
Besorgniserregende Entwicklungen 11

2. Bisherige Erklärungsversuche
Ein fragwürdiges Theoriegebäude 16

3. Kindergehirne sind leicht (ver-)formbar
Neue Erkenntnisse aus der Hirnforschung 25

Die Ursachen angeborener Unterschiede 28
Der Einfluß früher Bindungserfahrungen auf die Hirnentwicklung 33
Die Strukturierung des kindlichen Gehirns durch Erziehung und Sozialisation 43

4. Alte Vorstellungen beginnen zu wanken
Neue Erkenntnisse aus der ADHS-Forschung 54

Die im Gehirn von ADHS-Patienten gefundenen Veränderungen 56
Die Ursachen dieser Veränderungen 60
Die Wirkungen von Ritalin® und ähnlichen Medikamenten 71
Die Wirkungen psychotherapeutischer und anderer nichtmedikamentöser Behandlungen 78

5. Der Zappelphilipp ruft nach Hilfe
Vorbeugen ist besser (und leichter) als Heilen 83

Prävention: Umsichtig vorbeugen 86
Diagnose: Kompetent erkennen 103
Therapie: Effektiv und nachhaltig behandeln 107

Nachbemerkungen
Wie es weitergehen könnte 142

Bibliographie 149

Vorbemerkungen
So geht es nicht mehr weiter

Wissen Sie, was ein Schock ist? Wenn man sechzig mal das gleiche zu einem Bündel zusammenschnürt, also z. B. sechzig Möhren oder sechzig Bücher über ein und dasselbe Thema. Das ist dann ein Schock. In den letzten fünf Jahren sind allein in Deutschland mehr als sechzig Bücher über das Zappelphilipp-Syndrom erschienen. Wenn man diesen Berg an Ratgebern und die Flut der dazugehörigen Berichte, Analysen und Reportagen in den Medien vor sich ausbreitet, bekommt man auch einen Schock: über das Ausmaß, das diese Verhaltensauffälligkeit in unserem Kulturkreis angenommen hat, über die Ratlosigkeit, die Eltern, Erzieher und Lehrer angesichts dieses Phänomens erfaßt hat, und nicht zuletzt auch über die Reaktionen derjenigen, an die sich die Betroffenen in ihrer Not wenden. Die öffentliche Diskussion über den Zappelphilipp und darüber, wie man ihm am besten helfen kann, scheint sich immer stärker aufzuheizen. Entnervte und verzweifelte Eltern, Erzieher und Lehrer suchen Rat und Hilfe bei allen, die sich als problemlösende Experten anbieten und ihre entsprechenden Ratschläge erteilen. Die einen sagen ihnen, ihr Kind hätte eine Störung im Gehirn, und um die zu beheben, brauche es ein Medikament, so wie ein Diabetiker sein Insulin. Andere behaupten, die Ursache der Verhaltensstörung sei eine falsche Ernährung, und empfehlen spezielle Diäten. Und einige sind auch der Meinung, die betreffenden Kinder seien einfach nur falsch erzogen.

Zumindest in einem Punkt sind sich noch alle einig: Kinder müssen nicht so zappelig sein, daß sie keine fünf Minuten stillsitzen können, so unaufmerksam, daß es ihnen unmöglich ist, sich auf eine Aufgabe, die man ihnen stellt, zu konzentrieren, und sie müssen auch nicht so wenig Selbstbeherrschung besitzen, daß sie außerstande sind, einen Impuls, der ihnen in den Kopf schießt, vorübergehend zu unterdrücken. Wenn aber dennoch so viele Kinder all das nicht oder nicht mehr richtig können, dann muß es dafür auch einen Grund geben. Und genau hier, bei der Suche nach der Ursache für diese Verhaltensstörungen, scheiden sich die Geister. Die einen behaupten, die Verhältnisse, unter denen Kinder heutzutage aufwachsen, seien für die motorische Unruhe, die gestörte Aufmerksamkeit und die mangelnde Impulskontrolle von Kindern und Jugendlichen verantwortlich: Die gestreßten und überforderten Eltern, die überfüllten und den Bedürfnissen der Kinder nicht gerecht werdenden Kindergärten und Schulen, die zu hohen Erwartungen, der Leistungsdruck, der immer früher beginnende und immer stärker um sich greifende Medienkonsum und, und, und ...

Alles Quatsch! sagen die anderen, diese auffälligen Verhaltensweisen entwickelten Kinder deshalb, weil in ihrem Gehirn ein bestimmter Botenstoff von bestimmten Nervenzellen nicht ausreichend gebildet und abgegeben wird. Und dieses organische, offenbar angeborene Defizit lasse sich nicht durch Änderungen der äußeren Verhältnisse, sondern nur durch die Verabreichung eines Medikamentes beheben, das den im Hirn herrschenden Dopaminmangel korrigiere. So wie Patienten, deren Bauchspeicheldrüse nicht mehr richtig funktioniert, Insulin brauchen, benötigten diese Kinder und Jugendlichen eben ein entsprechendes Medikament, das ihren gestörten Hirnstoffwechsel normalisiert.

Aus den anfangs noch mit sachlichen Argumenten ausgetragenen Meinungsverschiedenheiten ist inzwischen ein offener Grabenkampf geworden, in dem sich die Anhänger der einen oder anderen Auffassung unversöhnlich gegenüberstehen. »Stellungskrieg« nennen Militärexperten diesen Zustand einer Auseinandersetzung, der sich dadurch auszeichnet, daß nichts mehr geht und jeder gnadenlos zerrieben wird, der zwischen die Fronten gerät. Solange die Argumente der Kontrahenten so grundsätzlich verschieden sind, daß es unmöglich ist, daß einer den anderen versteht, geschweige denn von der Richtigkeit seiner Argumentation überzeugt, kann es bei dieser Art von Auseinandersetzung keinen Sieger, sondern nur Verlierer geben: die betroffenen Kinder, ihre Eltern und all diejenigen, die zwischen die Fronten geraten, weil ihnen diese Kinder am Herzen liegen. Ein Ausweg aus dieser Situation läßt sich nur dann finden, wenn es gelingt, die verhärteten Fronten aufzuweichen.

Genau in dieser Absicht haben wir dieses Buch geschrieben. Schon mit dem Titel »Neues vom Zappelphilipp« soll zum Ausdruck kommen, daß hier nicht zum einundsechzigsten Mal entweder die eine oder die andere Meinung vertreten wird, sondern daß wir hier versucht haben, all die bisher scheinbar widersprüchlichen und gegensätzlichen Vorstellungen im Licht neuer Erkenntnisse aus der Hirnforschung darzustellen. Dieses Buch ist weniger für die Experten als vielmehr für all jene bestimmt, die wissen möchten, was sich hinter der Bezeichnung »ADHS« verbirgt*, wie dieses später nur noch schwer wieder auflösbare Verhaltensmuster entsteht, was man tun kann, um diesen Kindern zu helfen oder – noch besser – um derartige Fehlentwicklungen zu vermeiden. Es ist ein Buch für Eltern, für Erzieher, für Lehrer, auch für Kinderärzte und Therapeuten, für alle, denen die Zukunft dieser kleinen Zappelphilippe und Störenfriede am Herzen liegt.

Um sich gegen allzu einfache Vorstellungen wehren zu können, braucht man nicht nur einen guten Grund in Form eines unguten Gefühls, sondern auch stichhaltige und überzeugende Argumente. Und man braucht eine Sprache, die von denjenigen, die man überzeugen will oder überzeugen muß, auch verstanden wird. Wir haben uns deshalb um eine leicht verständliche, sachliche Darstellung dieser schwierigen Problematik bemüht. Fachausdrücke wurden nur dort verwendet, wo sie unumgänglich waren. All jene Informationen, die uns für das Ver-

* Das sogenannte Zappelphilippsyndrom nennen die Mediziner »ADHS« oder »ADS«. Wir verwenden in diesem Buch die Bezeichnung »ADHS«.

ständnis der beschriebenen Zusammenhänge nicht unbedingt erforderlich erschienen, aber für eine fundierte Argumentation mit kritiklosen Anhängern festgefügter Theorien und Überzeugungen wichtig sein könnten, sind in Kleindruck gesetzt.

Weil Männer keine Kinder gebären können, so wird bisweilen behauptet, schrieben sie Bücher. Das mag schon stimmen, aber interessanter als der Disput, wer was warum hervorbringt, ist die Frage, was daraus wird. Und in diesem Punkt geht es Kindern nicht anders als Ideen. Ob das, was in Kindern wie auch in Büchern angelegt ist, auch zur Entfaltung kommen kann, hängt nicht nur von denen ab, die sie hervorgebracht haben, sondern von all jenen, die mit ihnen in eine enge Beziehung treten.

Göttingen und Heidelberg, im Frühjahr 2005
Gerald Hüther / Helmut Bonney

1. Zahlen und Fakten

Besorgniserregende Entwicklungen

Unser Gehirn ist nicht nur das komplizierteste Organ, das wir besitzen, sondern auch das anpassungsfähigste. Welche Verschaltungsmuster zwischen den Milliarden Nervenzellen entstehen, gefestigt oder wieder aufgelöst werden, hängt ganz entscheidend davon ab, wie und wofür ein Mensch sein Gehirn im Laufe seines Lebens benutzt. Und weil jeder bereits mit unterschiedlichen Anlagen und Voraussetzungen zur Welt kommt und es keine zwei Menschen gibt, die ihr Gehirn zeitlebens auf exakt die gleiche Weise benutzen, gleicht auch kein Gehirn dem anderen. Diese Unterschiede im Aufbau und in der Arbeitsweise des Gehirns verschiedener Menschen lassen sich mit Hilfe moderner bildgebender Verfahren inzwischen sichtbar machen. Sie treten als mehr oder weniger stark ausgeprägte Verschiedenartigkeiten all dessen zutage, was vom Gehirn gesteuert wird, am deutlichsten auf der Ebene des Verhaltens.

Immer dann, wenn sich das Verhalten oder einzelne Verhaltensweisen eines Menschen erheblich von dem unterscheiden, was die Mitglieder der Gemeinschaft als akzeptabel und tolerierbar betrachten, wird diese Abweichung als »Störung« vom »Normalen« abgegrenzt und durch gezielte Maßnahmen zu korrigieren versucht. Das Spektrum dieser Maßnahmen reicht von den unterschiedlichsten therapeutischen Interventionen zur Korrektur der Störung bis hin zu Ausgrenzung und Sicherheitsverwahrung. In allen Fällen, wo sich eine biologische, also körperliche Ursache der Störungen ausfindig machen läßt, bezeichnet man die Störung als Erkrankung.

Erst Mitte der 80er Jahre haben sich Nervenärzte in den USA

darauf geeinigt, die überstarke, von der »Norm« abweichende Ausprägung bestimmter Verhaltensweisen von Kindern – überschießende Impulsivität, motorische Unruhe und mangelnde Aufmerksamkeit – als eine spezifische, mit Hilfe standardisierter diagnostischer Verfahren von »normalen« Verhaltensweisen abgrenzbare Erkrankung zu bezeichnen. Als Ursache hierfür wurde eine wahrscheinlich genetisch bedingte »Stoffwechselstörung« im Gehirn verantwortlich gemacht. Sie soll zu einer unzureichenden Freisetzung des Botenstoffes Dopamin führen, die sich durch die Verabreichung von Medikamenten beheben läßt, die die Dopaminfreisetzung stimulieren (Amphetamine wie Ritalin®, Medikinet®, Adderall® in den USA u.a.).

Diese Vorstellungen wurden rasch von Psychiatern und Kinderärzten in anderen Ländern übernommen. Gerade als wäre damit eine Schleuse geöffnet worden, hat seitdem die Anzahl der Kinder flutartig zugenommen, bei denen diese als Aufmerksamkeits-Defizit/Hyperaktivitätsstörung (ADS bzw. ADHS) bezeichnete Erkrankung diagnostiziert wurde. Allein in den USA stieg die Zahl der als behandlungsbedürftig eingeschätzten Kinder von unter einer Million im Jahr 1990 auf über zehn Millionen im Jahr 2000. Schätzungen gehen davon aus, daß zwischen drei und fünf Prozent aller schulpflichtigen Kinder davon betroffen sind. In Deutschland rechnet man gegenwärtig mit etwa 170000 bis 350000 behandlungsbedürftigen Kindern. Mit Ritalin® oder einem ähnlichen Präparat dauerbehandelt wurden davon bis zum Herbst 2001 etwa 50000. 1990 waren es noch lediglich 1500.

Kein anderes Medikament, das unter das Betäubungsmittelgesetz fällt, verzeichnet derartige Zuwachsraten. Bereits in den 50er Jahren von der Schweizer Firma Novartis auf den Markt gebracht, erlebte Ritalin® in den 90er Jahren einen unglaublichen Boom: Die Produktion stieg im Zeitraum von 1990 bis 1997 von 2,8 auf 13,5 Tonnen. 90% davon werden nach wie vor an Kinder und Jugendliche in den USA verabreicht. 1998 wurden dort vier Millionen Kinder und Jugendliche mit Ritalin® (bzw. Adderall®) behandelt. Nach Schätzungen der internationalen

Drogen-Überwachungsbehörde der UNO (»International Narcotics Control Board, INCB«) hat sich diese Zahl bis zum Jahr 2000 bereits verdoppelt. Weltweit nehmen gegenwärtig ca. zehn Millionen Kinder täglich Ritalin® ein. In den USA erhalten 200 000 Kinder das Medikament sogar bereits im Alter von zwei bis vier Jahren.

In Deutschland stieg der Absatz von Ritalin-Tabletten innerhalb der letzten fünf Jahre um mehr als das 40fache (1995: 0,7 Millionen, 1999: 31 Millionen Tabletten). Nach den Angaben des Bundesinstituts für Arzneimittel- und Medizinprodukte (BfArM) stieg der Verbrauch von Methylphenidat, dem Wirkstoff dieser Tabletten, von 34 kg im Jahr 1993 auf 119 kg im Jahr 1997. Das entspricht einem Anstieg der insgesamt abgegebenen Tagesdosen von 1,1 Millionen auf 3,9 Millionen. Die im ersten Halbjahr 2001 verschriebene Menge reichte für 16,4 Millionen Einzeltagesdosen. Damit ist die Ritalin-Verschreibung seit 1990 auf etwa das 30fache angestiegen. In der Liste der meistverkauften Psychopharmaka war Ritalin® bis 1999 bereits auf den 11. Rang vorgestoßen. Ähnliche Zahlen werden auch aus anderen europäischen Ländern gemeldet (in der Schweiz stieg der Verbrauch im Zeitraum 1997 bis 2000 von 5,9 kg auf 27,3 kg). Die Tendenz ist überall weiter steigend.

Wenn sich die Verschreibungshäufigkeit eines Medikamentes binnen zehn Jahren verdreißigfacht, so kann das eigentlich nur zwei Ursachen haben: Entweder ist der Wirkstoff besonders gut, oder die damit therapierte Krankheit breitet sich wie eine Epidemie aus. Um eine Epidemie kann es sich in diesem Fall nicht handeln, denn ADHS soll ja durch einen angeborenen Stoffwechseldefekt verursacht sein. Auch an der medizinischen Indikation und den diagnostischen Kriterien hat sich in den letzten zehn Jahren nichts Entscheidendes mehr verändert. Schwer vorstellbar ist auch, daß die Ärzte vor zehn Jahren so viel weniger imstande waren, eine derartig behandlungsbedürftige Verhaltensstörung hinreichend gut (also nur bei einem von dreißig Kindern) zu erkennen. Aus streng medizinischer Sicht gibt es also keine Erklärung für diese enormen Zuwachsraten der Ritalin-Verordnung. Möglicherweise haben sich die Lebens- und Entwicklungsbedingungen von Kindern und Jugendlichen in den letzten zehn Jahren so dramatisch verändert, daß Kinder mit der Anlage zur Ausbildung einer derartigen Verhaltensstörung diese inzwischen dreißigmal häufiger ausbilden. Oder die Bereitschaft der Ärzte, zum Rezeptblock zu greifen und Ritalin® zu verordnen, hat sich in den letzten zehn Jahren verdreißigfacht. Beides wäre gleichermaßen alarmierend.

Zumindest eine Studie weist in diesem Zusammenhang auf problematische Entwicklungen hin. Im Rahmen einer großen epidemiologischen Untersuchung konnte gezeigt werden, daß es in den USA zu einem hohen Maß an Fehlverschreibungen kommt. Die Mehrzahl der hierbei nachuntersuchten Kinder erfüllten zu keinem Zeitpunkt die diagnostischen Kriterien einer ADHS (Angold et al. 2000).

Im Jahr 2000 haben amerikanische Ärzte fast zehnmillionenmal zum Rezeptblock gegriffen und Ritalin® oder Adderall® verschrieben. In den USA ist die Dankbarkeit von Eltern und Erziehern für die verhaltensnormalisierende Wirkung dieser Pillen besonders groß. Mancherorts werden die Medikamente sogar von Kindergärten und Schulen an die betroffenen Kinder verteilt. Seit 1991 bekommen amerikanische Schulen zudem einen jährlichen Zuschuß von 400 Dollar für jedes Kind, bei dem ADHS diagnostiziert wurde. ADHS wurde im selben Jahr offiziell als »Behinderung« anerkannt. Die Schulen wurden angewiesen, Verfahren zum Sichten und Identifizieren von »ADHS-Kindern« einzuführen und ihnen besondere Behandlungen und Förderunterricht anzubieten. In einigen Bundesstaaten erhielten sozial schwache Familien ab 1990 die Möglichkeit, für jedes »ADHS-Kind« monatlich einen Zuschuß von 450 Dollar zu beantragen. Die Zahl der Kinder mit dieser »Behinderung« stieg daraufhin in diesen Regionen von 5 % auf 25 % an.

In jüngster Zeit häufen sich die Hinweise auf einen wachsenden Konsum dieser Pillen auch durch Personen, für die sie eigentlich nicht vorgesehen sind. Bei Teenagern in den USA sind sie zu einer beliebten Modedroge geworden, die geschluckt oder pulverisiert geschnupft leicht euphorisierend wirkt und, in

Wasser aufgelöst und intravenös injiziert, mit der Wirkung von Kokain vergleichbar ist. Die Zahl der Kinder und Jugendlichen zwischen zehn und vierzehn Jahren, die in Notaufnahmen von Krankenhäusern wegen einer Überdosierung von Ritalin® bzw. Adderall® aufgenommen wurden, stieg in den USA zwischen 1990 und 1995 um das Zehnfache. 1995 entsprach dies der Zahl von Kindern und Jugendlichen derselben Altersgruppe, die wegen übermäßigem Kokainkonsum eingeliefert wurden. Auch in Deutschland scheint ein ähnlich schwunghafter Handel dieser Pillen auf Schulhöfen in Gang zu kommen.

Bereits 1996 ist eine sehr lesenswerte Analyse eines US-amerikanischen Kinder- und Jugendpsychiaters erschienen (Diller, 1996), in der einige Gründe für den schon damals besorgniserregenden Anstieg der Ritalin-Verordnung in den USA benannt werden:

1. Durch die Einführung symptomorientierter diagnostischer Kriterien wurde der Weg für eine schematische Diagnostik ohne angemessene Berücksichtigung ätiologischer, für die Entstehung der Erkrankung wichtiger Faktoren (Familie, soziales Umfeld etc.) geebnet.
2. Die Erwartungen und Anforderungen an Kinder sind enorm gestiegen. Um ihre Kinder für das spätere Leben in einer konkurrenz-orientierten Leistungsgesellschaft (»Perform or else!«) fit zu machen, versuchen viele Eltern, ihre Kinder zu immer früheren Zeitpunkten durch vielfältige Anregungen zu fördern (»maximize performance by early stimulation«).
3. Aus den gleichen Gründen sind Erzieher und letztlich auch Ärzte zunehmend unter Druck geraten, Fehlentwicklungen als »Dienstleister« effektiv zu korrigieren.
4. Der ökonomische Druck auf Ärzte hat sich verstärkt. Ritalinverschreibungen sind profitabler als psychotherapeutische Behandlungen.
5. Mit der offiziellen Anerkennung des Krankheitsbildes ADHS ist die Voraussetzung für die Kostenübernahme der Behandlung durch Krankenkassen und Gesundheitsbehörden geschaffen worden.
6. Seit Beginn der 90er Jahre erwachte ein zunehmendes Interesse der Bevölkerung an den neuen Möglichkeiten zur pharmakologischen Manipulation der Leistungsfähigkeit, der Stimmung und des Wohlbefindens (»kosmetische Psychopharmakologie«).
7. Massenmedien haben entscheidend zur Verbreitung enorm vereinfachter und mechanistischer Vorstellungen von ADHS beigetragen und entsprechende Erwartungshaltungen erzeugt.

2. Bisherige Erklärungsversuche
Ein fragwürdiges Theoriegebäude

Unruhige, zappelige Kinder, denen es schwerfällt, ihre Impulsivität unter Kontrolle zu bringen und sich aufmerksam auf eine Sache zu konzentrieren, gibt es nicht erst seit Heinrich Hoffmann seine Geschichte vom Zappelphilipp geschrieben hat. Auch die Probleme, die diese Kinder ihren Eltern und Erziehern bereiten, sind nicht neu. Wir können heute nur ahnen, wie es Adam und Eva als Eltern ergangen sein mag, bevor ihr Sohn Kain in einem Wutausbruch seinen Bruder Abel erschlug, oder dem Lehrer des antiken Sagenhelden Herakles, bevor er von seinem hochbegabten, aber zu effektiver Selbstkontrolle offenbar unfähigem Zögling erschlagen wurde.

Im Vergleich zu diesen Überlieferungen ist die Geschichte vom Zappelphilipp eher harmlos und unbedeutend. Und in der Tat hat sich ja auch über all die vergangenen Jahrhunderte niemand um die Nöte all der vielen Eltern von solchen »ganz gewöhnlichen« Zappelphilippen gekümmert. Weder die Seelsorger noch die Ärzte hatten eine klare Vorstellung davon, wieso manche Kinder solche Verhaltensstörungen entwickelten. Und da sie ebensowenig wie Eltern und Erzieher wußten, wie diese zu korrigieren waren, kümmerten sie sich auch nicht allzusehr um dieses Phänomen. Erst zu Beginn des 19. Jahrhunderts bemerkte ein Mediziner, daß manche Kinder nach einer schweren Hirnentzündung auffällige Verhaltensweisen entwickelten: motorische Unruhe (Hyperaktivität), Konzentrationsschwierigkeiten (Aufmerksamkeitsstörungen) und mangelnde Selbstbeherrschung (Impulskontrollstörung). Auch dafür interessierte sich damals zunächst kaum jemand. Daran änderte sich auch dann noch nichts, als ein anderer Arzt kurz vor dem Zweiten Weltkrieg feststellte, daß sich die Verhaltensstörungen dieser Kinder deutlich verbesserten, nachdem er ihnen ein bestimmtes Medikament gegeben hatte. Das Medikament war ein Aufputschmittel aus der Gruppe der Amphetamine. Die dadurch ausgelösten Effekte unterschieden sich diametral von den bereits damals gut bekannten stimulierenden und wachmachenden Wirkungen, die Amphetamine normalerweise auslösen. Da es zunächst keine plausible Erklärung für diesen paradoxen Effekt gab, fand auch dieses Phänomen zunächst wenig Beachtung.

Die Situation änderte sich erst nach dem Zweiten Weltkrieg, als die ersten Berichte über Substanzen auftauchten, die ganz erstaunliche Verbesserungen bei einigen neurologisch-psychiatrischen Erkrankungen auslösten. Vor allem die beeindruckende Wirkung von L-Dopa auf die motorischen Störungen von Parkinson-Patienten lösten eine breitangelegte Suche nach immer neuen und immer wirksameren Medikamenten zur Behandlung psychischer Störungen aus. Nicht nur bei depressiven, schizophrenen und neurotischen Patienten, sondern auch bei Kindern und Jugendlichen mit dem sogenannten Zappelphilipp-Syndrom wurde in den 50er und 60er Jahren alles ausprobiert, was nur irgendwie möglich und geeignet erschien. Mitte der 70er Jahre stand fest – und das gilt noch heute –: Nichts wirkt so gut wie das seit Mitte der 50er Jahre unter der Bezeichnung Ritalin® eingeführte Amphetamin Methylphenidat.

Über einen erfolgreichen Behandlungsversuch bei pädagogisch kaum beeinflußbaren hyperaktiven Kindern mit D-Amphetamin berichtete erstmals Bradley (1937). Die Erfahrungen mit der Pharmakotherapie von hyperkinetischen Kindern und Erwachsenen mit Pemolin und Methylphenidat wurden von Wender et al. (1976) zusammengefaßt. In der Folgezeit wurden weitere, unterschiedliche pharmakotherapeutische Möglichkeiten untersucht, die jedoch nicht erfolgreicher waren. Verschiedene Autoren führten die bis dahin gewonnenen Vorstellungen zusammen und kamen zu dem Schluß, daß bei ADHS eine von der Norm abweichende Hirnstoffwechselstörung vorliege, die mit psychotherapeutischen bzw. heilpädagogischen Maßnahmen allein nicht behandelbar sei.

Daß diese Substanz wie alle anderen Amphetamine die Freisetzung eines bestimmten Botenstoffes im Gehirn (Dopamin) stimulierte, wußte man damals schon. Warum die Verabreichung von Ritalin® aber zu einer Verminderung der Hyperaktivität führte und die Aufmerksamkeit und Impulskontrolle dieser Kinder verbesserte, konnte man nur vermuten: Wahrscheinlich wurde im Gehirn dieser Kinder normalerweise zu wenig Dopamin freigesetzt. Diese Vermutung paßte jedoch nicht so recht zu der bis dahin verbreiteten Vorstellung, daß die bei diesen Kindern auftretenden Verhaltensstörungen die Folge einer durch Hirnentzündungen, Geburtstraumata oder andere Einwirkungen bedingten Hirnschädigung, insbesondere im Bereich des Stirnhirns, waren. So wurde also noch einmal genau nachgeschaut und mit allen zur Verfügung stehenden Mitteln geprüft, ob eine solche Hirnschädigung auch tatsächlich bei allen Kindern mit diesem Störungsbild vorhanden war. Mitte der achtziger Jahre waren dann auch genug Kinder gefunden worden, die keinerlei Anzeichen einer Hirnverletzung oder Hirngewebsschädigung aufwiesen und trotzdem krankhaft zappelig, unaufmerksam und impulsiv waren. Damit war die alte Theorie einer Hirnschädigung, mit der sich die Ritalin-Wirkungen überhaupt nicht plausibel erklären ließen, vom Tisch. Übrig blieb die aus der Dopamin-freisetzenden Wirkung von Amphetamin abgeleitete »Dopaminmangelhypothese«. Sie wurde anschließend durch alle möglichen Untersuchungen an den betroffenen Kindern, an Tiermodellen und Zellkulturen geprüft, hier und dort modifiziert und erweitert, aber im Kern doch als richtig und zutreffend bewertet. Damit hatte die Verhaltensstörung endlich eine klar umschriebene Ursache, ein »Dopamindefizit« im Gehirn, das sich durch eine einfache Maßnahme (Verabreichung von Ritalin®) behandeln ließ. Das Störungsbild wurde in den Katalog der anerkannten Erkrankungen aufgenommen und konnte fortan auf der Grundlage der dort festgelegten diagnostischen Kriterien und Behandlungsrichtlinien therapiert (und gegenüber den Krankenkassen abgerechnet) werden.

Das heute als ADHS bezeichnete Syndrom wurde in der wissenschaftlichen Literatur erstmals als eine Verhaltensstörung beschrieben, die beim sogenannten Still-Syndrom, einer rheumatischen Erkrankung im Kindesalter, auftrat. Bereits damals wurde eine organische Basis der für dieses Störungsbild typischen Schlüsselsymptome Überaktivität, Aufmerksamkeitsdefizit und mangelnde Impulskontrolle vermutet (Still 1902). Begriffe wie postenzephalitische Verhaltensstörungen, »Minimal Brain Damage«, »Minimal Cerebral Dysfunction (MCD)« und »psychoorganisches Syndrom« wurden im weiteren verwendet, um die vermutete hirnorganische Ursache dieser Verhaltensstörungen zu beschreiben. Unterstützt wurde dieses Konzept durch die Beobachtung ähnlicher Symptome bei Patienten mit Frontalhirnläsionen. Später stellte sich jedoch heraus, daß es sich bei der MCD um keine klar abgrenzbare Krankheitsentität handelt (Laucht et al. 1986) und daß die Verhaltensstörung auch bei Kindern auftrat, bei denen es keinerlei Hinweise auf hirnorganische Veränderungen gab. Deshalb wurde die Bezeichnung ADHS in das Diagnostic and Statistical Manual of Mental Disorders (DSM-IV) unter Verzicht auf die Annahme struktureller Hirnveränderungen, aber mit der Forderung nach Entwicklung objektiver Verfahren zur Absicherung der Validität der ADHS-Kriterien aufgenommen.

Seitdem bemühen sich Forscher und Kliniker intensiv und mit Hilfe neurochemischer, elektrophysiologischer, molekularbiologischer und bildgebender Verfahren, ADHS-spezifische, organische, d. h. neurobiologische Veränderungen im Gehirn von Kindern nachzuweisen, die diese Verhaltensstörungen zeigen. Bisher ist das sichtbarste Resultat dieser Bemühungen eine kaum noch überschaubare Zahl von Arbeiten, in denen über bestimmte, bei ADHS-Patienten gefundene Veränderungen einzelner neurobiologischer Parameter berichtet wird. Viele Autoren sind beim Abfassen ihrer Berichte der Versuchung erlegen – und suggerieren dem unbefangenen Leser, daß es möglich ist – einen ursächlichen Zusammenhang zwischen den gefundenen neurobiologischen Veränderungen und den auf der Verhaltensebene beobachtbaren Symptomen herzustellen. So wird nicht nur der Eindruck erweckt, als seien die Ursachen dieser Störungen – und damit der für diese Störungen verantwortlichen Erkrankung – in Form objektiv meßbarer Veränderungen der Arbeitsweise des Gehirns der betreffenden Patienten bekannt. Es wird auch die Vorstellung geweckt und verbreitet, daß es nur durch eine biologische (pharmakologische) Korrektur dieser neurobiologischen Störungen möglich sei, die bei diesen Patienten auftretenden Verhaltensstörungen zu beseitigen. Da durch Verabreichung von Methylphenidat (Ritalin®) eine medikamentöse Therapie zur Verfügung stand, um die Verhaltensstörungen zu normalisieren, schloß sich die Argumentationskette zu einem festen Ring, der inzwischen nur noch schwer aufzubrechen ist.

Das gegenwärtig von der Mehrzahl »biologisch« orientierter Kinder- und Jugendpsychiater vertretene Erklärungsmodell für ADHS führt die Leitsymptomatik (Hyperkinese, Aufmerksamkeitsdefizit, mangelnde Impulskontrolle) zunächst auf eine gestörte Steuerung und Kontrolle zielgerichteter und/oder flexibler Verhaltensreaktionen, vor allem kognitiver und motorischer Prozesse, zurück (»defizitäre Verhaltensinhibition«). Hierfür wird eine Dysfunktion frontokortikaler und striataler Regelsysteme verantwortlich gemacht, die sich als Inhibitionsdefizit kognitiver und motorischer Verarbeitungsprozesse äußert, und mit Störungen frontalhirnsensitiver exekutiver Funktionen einhergeht. Verantwortlich hierfür, so wird weiter argumentiert, sei eine verminderte Aktivität bzw. eine defizitäre Ausbildung des dopaminergen Systems oder eine an den dopaminergen Präsynapsen stattfindende Verminderung der Dopamin-Ausschüttung (Rezeptordefekte) bzw. eine Verstärkung der Dopamin-Wiederaufnahme (Transporterdefekte). Diese Veränderungen führen, so wird weiter geschlossen, zu einer mangelhaften Freisetzung (oder zu rascher Rückresorption) von Dopamin im Kortex (mesocorticales dopaminerges System, beteiligt an der Regulation von motorischer Aktivität, Neugier und der Entwicklung von Handlungsstrategien), in limbischen Hirnregionen (mesolimbisches dopaminerges System, beteiligt an der Regulation von Motivation und Emotionalität) sowie im Striatum (nigrostriatales dopaminerges System, beteiligt an der Regulation von Aufmerksamkeit, Reaktionsbereitschaft und Motorik).

Als letztlich »biologische« Ursache dieser unzureichenden dopaminergen Aktivität wird ein genetischer Defekt (eines Dopaminrezeptor- oder Dopamin-Transportergens) vermutet. Da dieser Defekt (noch) nicht behoben werden könne, so wird weiter argumentiert, bleibe also keine andere Möglichkeit, als die defizitäre Dopaminausschüttung durch Verabreichung eines Medikaments zu korrigieren, das die Freisetzung von Dopamin stimuliert und seine Wiederaufnahme hemmt. Und genau das macht Methylphenidat, also Ritalin®.

Erstmals tritt das Störungsbild bei Kleinkindern auf, entweder als schwer stillbare Unruhe und überstarke Empfindlichkeit oder auch als enormer Aktivitätsdrang. Mit steigenden Leistungsanforderungen und zunehmend von außen strukturierten Abläufen fällt es diesen Kindern immer schwerer, ihr Verhalten an die Erfordernisse in Kindergarten und Schule anzupassen. Meist wird dann die Diagnose ADHS gestellt. Da ein Aufmerksamkeitsdefizit auch ohne Hyperaktivität auftreten kann, hat sich in den letzten Jahren auch im deutschsprachigen Raum die Bezeichnung »Aufmerksamkeits-Defizit-Syndrom« (ADS) durchgesetzt und die ältere Bezeichnung »Hyperkinetisches Syndrom« (HKS) abgelöst. Mit dem Begriff »Syndrom« werden in der Medizin seit jeher Auffälligkeiten zusammengefaßt, die jede für sich noch nicht unbedingt pathologisch sind, deren regelhaftes gemeinsames Auftreten aber auf eine gemeinsame Störung hinweist. Bei ADHS ist die Liste dieser Auffälligkeiten im Verlauf der letzten Jahre immer länger geworden. Sie umfaßt inzwischen nahezu alles, was am Verhalten eines Kindes auffallen kann:

- Hyperaktivität und Ruhelosigkeit
- verbale Hyperaktivität (Ideen- und Redefluß)
- Bauchbeschwerden und Schlafschwierigkeiten als Frühmanifestation
- mangelhafte Koordinationsfähigkeit (Balanceschwierigkeit)
- visuell-motorische Koordinationsschwierigkeiten
- minimale Aufmerksamkeitsspanne
- geringe Konzentrationsfähigkeit
- große Ablenkbarkeit
- Neigung zu ständigen Wiederholungen
- Lernschwierigkeiten (vorwiegend Lese- und Rechtschreibstörungen)
- niedrige Frustrationstoleranz
- antisoziale Verhaltensweisen (Destruktion, Lügen, Stehlen, Brandstiften, sexuelle Entgleisungen etc.)
- auffallende Resistenz gegenüber sozialen Einflüssen
- Bindungsunsicherheit
- Extroversion
- Distanzlosigkeit
- erhöhte psychische Labilität
- mangelnde Impulskontrolle (erhöhte Aggressivität)
- gestörte Reaktivität

Besonders problematisch entwickeln sich diejenigen jungen Patienten, bei denen es zusätzlich zur Ausbildung einer Sozialverhaltensstörung kommt, die nicht selten in eine kriminelle Karriere mündet. Dieses Störungsbild ist oft Vorstufe einer manifesten Persönlichkeitsstörung im Erwachsenenalter, vorzugsweise vom dissozialen oder impulsiven Typ.

Weshalb manche Kinder dieses Störungsbild entwickeln, ist trotz der zahlreichen Hypothesen, die bisher aufgestellt worden sind, noch immer unklar. Bereits sehr früh wurde eine genetisch bedingte Veranlagung für die spätere Ausbildung von ADHS vermutet. Man ging davon aus, daß diese genetische Veranlagung weitervererbt wurde, weil sie für einzelne Individuen einen Wettbewerbsvorteil darstellte. Erst in unserer heutigen Zeit, so wird argumentiert, hätten Kinder mit dieser Veranlagung ein Problem, das sich als Verhaltensstörung manifestiere. Gleichzeitig wird aber bestritten, daß es sich bei der Entstehung von ADHS um ein vom sozialen und kulturellen Kontext abhängiges Phänomen handle. Das Verhalten sei gestört, weil das Gehirn nicht richtig funktioniere, unaufmerksam und zappelig seien die Kinder, weil sie eine Wahrnehmungs- und Impulskontrollstörung hätten. Diese Ursache dafür sei eine zentrale Informationsverarbeitungsstörung. Diese komme dadurch zustande, weil an den Synapsen die Informationen nicht richtig verarbeitet werden. Die Synapsen arbeiteten nicht richtig, weil ein Transmittermangel vorliege. Wenn der Transmittermangel behoben werde, funktioniere alles wieder normal.

Als Begründung für diesen Zirkelschluß wird auf die wissenschaftlichen Befunde hinwiesen. Diese zeigen, daß Wahrnehmung, zentrale Informationsverarbeitung oder Transmitterausschüttung im Gehirn von ADHS-Kindern gegenüber normalen Kindern verändert sind, daß ihr Frontallappen oder ihr limbisches System anders arbeitet, wenn sie bestimmte Aufgaben lösen sollen. Wenn Laien die mit Hilfe bildgebender Verfahren gemachten Aufnahmen des Gehirns mit den grellbunten Flecken gezeigt bekommen, die die Aktivität in einzelnen Hirnregionen während eines solchen Tests anzeigen, läßt sich leicht der Eindruck erwecken, daß man damit auch die Ursachen der Verhaltensstörung gefunden hätte. Was diese Bilder und Befunde zeigen, sind aber bestenfalls Korrelate einer Störung, nicht aber deren Ursachen.

Gegenwärtig gibt es weltweit schätzungsweise zehn Millionen Kinder, bei denen die Diagnose »Aufmerksamkeitsstörung mit oder ohne Hyperaktivität« gestellt worden ist, und die mit Ritalin® oder einem der anderen Amphetamin-Präparate behandelt werden. Diese Kinder leben fast ausschließlich in Amerika und Europa. Nach der gegenwärtig vorherrschenden Meinung ist ein genetisch bedingter, organischer Defekt im Gehirn dieser Kinder für die als ADHS bezeichnete Erkrankung verantwortlich, und es wird davon ausgegangen, daß zwei bis fünf Prozent aller Kinder mit diesem genetischen Defekt auf die Welt kommen. Mit Amphetaminen behandelt wird in den westlichen Ländern gegenwärtig nur etwa die Hälfte der betroffenen Kinder, auf der übrigen Welt sogar nur ein minimaler Anteil. Wenn der bisherige Trend anhält, müßten in der westlichen Welt nicht nur zehn, sondern zwanzig auf der übrigen Welt gar einige 100 Millionen Kinder täglich mit Psychostimulanzien behandelt werden. Wer diesen Weg weiter beschreiten will, muß schon sehr sicher sein, daß sein medizinisches Konzept auch wirklich stimmt. Deshalb sind kritische Fragen und begründete Zweifel nicht nur berechtigt, sondern zwingend geboten. Schließlich stammt dieses Konzept aus dem vorigen Jahrhundert und ist nicht viel mehr als ein in sich geschlossener Argumentationsring, der auf Vorstellungen und Annahmen beruht, die damals noch als allgemeingültig betrachtet wurden.

Dennoch hat sich dieser Argumentationsring bisher als außerordentlich stabil erwiesen. Er wurde bestimmend für das, was in der klinischen Praxis, in Forschungseinrichtungen, in Pharmaunternehmen, in Universitäten, auf Kongressen und Schulungen, und nicht zuletzt in den Medien geschah. Nichts, was sich entwickelt, kann jedoch ewig so bleiben, wie es einmal geworden ist. Das gilt auch und vor allem für all die vielen Theorien, die immer wieder aufgestellt werden, um die Ursachen bestimmter Fehlentwicklungen zu erklären. Immer wieder kommt neues Wissen dazu, das nicht mehr in die alte Argumentationskette paßt. Was die bisher vertretenen Vorstellungen über die Ursachen von ADHS und die Wirkungen der Ritalinbehandlung angeht, sind wir heute genau an diesem Punkt angekommen. Der Graben zwischen den Fronten beginnt nun endlich überbrückbar zu werden.

3. Kindergehirne sind leicht (ver-)formbar
Neue Erkenntnisse aus der Hirnforschung

Auf kaum einem anderen Gebiet ist in den letzten Jahren so viel neues Wissen hinzugekommen und sind so viele alte, bisher für gültig gehaltene Annahmen widerlegt und korrigiert worden, wie im Bereich der Hirnforschung.

- Jahrzehntelang war man davon ausgegangen, daß die während der Hirnentwicklung ausgebildeten, neuronalen Verschaltungen und synaptischen Verbindungen unveränderlich seien. Heute weiß man, daß das Gehirn zeitlebens zur adaptiven Modifikation und Reorganisation seiner einmal angelegten Nervenzellverschaltungen befähigt ist und daß die Herausbildung und Festigung dieser Verschaltungen ganz entscheidend davon abhängt, wie und wofür wir unser Gehirn benutzen (Neuroplastizität).
- Noch vor einigen Jahren schien es unvorstellbar, daß psychosoziale Einflüsse in der Lage wären, die Struktur des Gehirns in irgendeiner Weise zu verändern. Inzwischen hat sich unter den Hirnforschern die Einsicht durchgesetzt, daß die im Lauf des Lebens gemachten Erfahrungen strukturell im Gehirn verankert werden.
- Bisher hielt man es für selbstverständlich, daß der Mensch sein großes Gehirn zum Denken besitzt. Neueste Forschungsergebnisse haben jedoch deutlich gemacht, daß der Bau und die Funktion des menschlichen Gehirns in besonderer Weise für Aufgaben optimiert sind, die wir unter dem Begriff »psychosoziale Kompetenz« zusammenfassen. Unser Gehirn ist demnach weniger ein Denk- als vielmehr ein Sozialorgan.

- Noch bis vor wenigen Jahren schien den Hirnforschern alles suspekt, was mit Gefühlen zusammenhing. Inzwischen beginnen sie zu verstehen, welche Bedeutung Gefühle nicht nur für die Ausrichtung von Wahrnehmungs- und Denkprozessen besitzen, sondern auch, wie frühe emotionale Erfahrungen im Gehirn verankert werden und wie sehr sie spätere Grundhaltungen und Überzeugungen bestimmen.
- Fast ein ganzes Jahrhundert lang wurde heftig darüber gestritten, ob Denken, Fühlen und Handeln des Menschen stärker von angeborenen Verhaltensprogrammen oder von den im Lauf des Lebens gemachten Erfahrungen bestimmt werden. Heute beginnt man zu begreifen, daß der Mensch nur deshalb ein so anpassungsfähiges, zeitlebens lernfähiges Gehirn besitzt, weil die das Denken, Fühlen und Handeln bestimmenden Nervenzellverschaltungen durch genetische Programme eben noch nicht endgültig festgelegt sind.

Natürlich kommen wir alle mit unterschiedlichen Anlagen, mit bestimmten Defiziten wie auch mit besonderen Begabungen zur Welt. Was jedoch aus diesen Anlagen wird, ob die angeborenen Schwächen verstärkt oder kompensiert, ob bestimmte Stärken ausgebaut und weiterentwickelt werden oder ob sie verkümmern oder gar eine besondere Begabung zum Ausgangspunkt einer Fehlentwicklung wird, hängt ganz entscheidend davon ab, unter welchen Bedingungen ein Kind aufwächst und sein Gehirn benutzt oder zu benutzen gezwungen ist.

Die für die Steuerung der Hirnentwicklung verantwortlichen genetischen Programme zeichnen sich beim Menschen – im Gegensatz zu den Tieren, ja selbst gegenüber unseren nächsten Verwandten, den Menschenaffen – dadurch aus, daß sie die Ausreifung der endgültigen, unser Denken, Fühlen und Handeln bestimmenden Verschaltungen nicht *so stark* wie möglich, sondern *so wenig* wie möglich festlegen. Wäre es umgekehrt, könnten wir mit unserem Gehirn kaum etwas lernen, könnten wir keine eigenen Erfahrungen in Form bestimmter Verschaltungsmuster in unserem Gehirn verankern und sie im späteren

Leben als Entscheidungshilfen für das verwenden, was wir tun oder lassen, was wir wünschen oder fürchten, was wir suchen oder vermeiden.

Der lange evolutionäre Prozeß, der schließlich zur Herausbildung zeitlebens lernfähiger, plastischer Gehirne geführt hat, ist jedoch – wie die Molekularbiologen herausgefunden haben – schon seit etwa 100 000 Jahren zu Ende. All die neuronalen Netzwerke und synaptischen Verschaltungen, die uns heute in die Lage versetzen, anders zu denken und zu empfinden und nicht zuletzt auch anders zu handeln als unsere Vorfahren vor 100 000 Jahren, sind daher längst nicht mehr das Resultat genetischer »Verbesserungen«. Wir verdanken sie vielmehr dem Umstand, daß es unseren Vorfahren im Lauf von vielen Generationen gelungen ist, immer bessere Bedingungen für die Entfaltung der genetisch angelegten Möglichkeiten zur Ausreifung eines zeitlebens lernfähigen Gehirns mit möglichst komplex vernetzten neuronalen Verschaltungen zu schaffen. Gelungen ist uns das also nicht durch eine biologische, sondern durch eine kulturelle Evolution, d. h. durch eine allmähliche, von Generation zu Generation fortschreitende Verbesserung der Entwicklungs- und Nutzungsbedingungen für die Gehirne unserer Kinder: durch die Entwicklung und Weitergabe einer Laut-, später einer Schriftsprache, durch die Überlieferung von Erfahrungen von einer Generation zur nächsten, durch die transgenerationale Weitergabe von bewährten Ritualen, Erziehungsstilen und natürlich auch von erworbenem Wissen und erlernten Fähigkeiten.

Unsere genetischen Anlagen zeichnen sich eben nur dadurch aus, daß sie die Herausbildung eines hochkomplexen, zeitlebens lernfähigen Gehirns ermöglichen. Ob aber unsere Kinder ein solches Gehirn tatsächlich entwickeln oder ob sie nur eine Kümmerversion dessen ausbilden, was daraus hätte werden können, hängt nicht von ihren Genen ab, sondern davon, ob und wie gut es uns gelingt, die zur optimalen Entfaltung dieser Anlagen erforderlichen Voraussetzungen zu schaffen und aufrechtzuerhalten.

Die Ursachen angeborener Unterschiede

Daß sich an der genetischen Grundausstattung des Menschen seit 100 000 Jahren nichts Entscheidendes mehr verändert hat, heißt nicht, daß alle Neugeborenen mit den gleichen genetischen Anlagen ausgestattet sind und mit identischen Verschaltungen in ihrem Gehirn zur Welt kommen. Wenn das so wäre, wären wir alle gleich und damit auch bereits am Ende unserer Entwicklung angekommen. Menschen, menschliche Gehirne, müssen nicht so identisch wie möglich, sondern so individuell verschieden wie möglich sein, auch schon zum Zeitpunkt der Geburt. Wenn wir alle gleich wären, gäbe es nichts mehr, was wir voneinander lernen könnten, gäbe es keine verschiedenen Fähigkeiten und Fertigkeiten, keine besonderen Begabungen mehr, nichts, woran wir uns reiben könnten, nichts, was uns besonders erstrebenswert und förderungswürdig erschiene – auch nichts, was uns immer wieder Konflikte bereiten und uns zu Lösungen zwingen würde. Wenn alle Menschen gleich wären, wäre es, gelinde gesagt, furchtbar langweilig auf dieser Welt. Unsere Unterschiedlichkeit, die Verschiedenheit unserer genetischen Anlagen und die bereits bis zum Zeitpunkt unserer Geburt entstandenen individuellen Besonderheiten der im Gehirn angelegten neuronalen Verschaltungen ist der wichtigste Motor, der unsere Entwicklung antreibt und uns zwingt, immer neue Lösungen zu finden, um miteinander leben und voneinander lernen zu können.

Bereits zum Zeitpunkt seiner Geburt ist jeder Mensch anders als alle anderen. Er sieht nicht nur anders aus, er verhält sich auch anders. Der eine ist ruhiger, der andere lauter, der eine interessierter an dem, was ihn umgibt, der andere weniger. Der eine läßt sich durch fast nichts erschüttern, der andere schreit bei jeder Kleinigkeit. Der eine verhält sich fordernd, der andere nachgiebig. Jeder für sich ist einzigartig. Bereits unmittelbar nach der Geburt ist schon nicht mehr auseinanderzuhalten, was von dieser Einzigartigkeit von den genetischen Programmen der Eltern und was von Einflüssen herrührt, denen das

Neugeborene während seiner sehr langen und äußerst komplizierten Entwicklung im Mutterleib ausgesetzt war.

Die Entwicklung des kindlichen Gehirns folgt einem grundsätzlichen Entwicklungsprinzip aller lebenden Systeme: Neue Interaktionen (hier: neuronale Verbindungen und synaptische Verschaltungen) können nur im Rahmen und auf der Grundlage bereits etablierter Interaktionsmuster ausgebildet und stabilisiert werden. Dabei müssen sie den bereits entwickelten Interaktionsmöglichkeiten zwischen den verschiedenen Subsystemen folgen. Wie alle lebenden Systeme entwickelt sich auch das Gehirn nur dann, wenn neuartige Bedingungen auftreten, die die Stabilität der bereits etablierten Interaktionen in Frage stellen. Solche Bedingungen werden oft von dem sich entwickelnden System selbst verursacht (im sich entwickelnden Gehirn etwa durch Proliferation von neuralen Zellen, Auswachsen von Fortsätzen, Sekretion von wachstumshemmenden und -stimulierenden Faktoren etc.). Solange das der Fall ist, verläuft die (Hirn)Entwicklung weitgehend autonom, selbstorganisiert und eigendynamisch innerhalb der jeweils herrschenden äußeren (intrauterinen) Bedingungen. In dem Maß, wie Proliferation und Wachstum erlöschen, verliert das sich entwickelnde Gehirn eine wesentliche Triebfeder seiner Eigendynamik. In dem Maß, wie das sich entwickelnde Gehirn zunehmend Verbindungen zur Außenwelt erlangt, werden die bereits etablierten Verschaltungen und Erregungsmuster über die entsprechenden sensorischen Eingänge zunehmend von außen beeinflußbar. Mehr noch, da nun die durch sensorische Eingänge getriggerten Erregungsmuster dazu führen, daß bestimmte neuronale Verschaltungsmuster stabilisiert werden können, hängt die Stabilität dieser Verschaltungen von den jeweiligen sie stabilisierenden Eingängen und Erregungsmustern ab. Von diesem Zeitpunkt an verläuft die Hirnentwicklung nicht mehr autonom gegenüber sensorischen Inputs, sondern sie wird durch die sensorischen Eingänge aus der Außenwelt bestimmt und bleibt von ihnen abhängig.

Wie unterschiedlich diese frühe Entwicklungsphase selbst bei eineiigen Zwillingen verlaufen kann und welche Folgen diese frühen Unterschiede für die weitere Entwicklung haben können, ist von René Spitz sehr eindringlich am Beispiel der Zwillingsschwestern Cathy und Rosy beschrieben worden (Spitz 2000).

Jeder Mensch hat bis zum Zeitpunkt seiner Geburt schon eine ganze Menge gelernt. Wenn er auf die Welt kommt, kennt er zumindest eines sehr genau: Geborgenheit. Gegen Ende der

Schwangerschaft sind verschiedene Sinnesorgane und die dazugehörigen Verschaltungen im Gehirn des ungeborenen Kindes bereits so weit ausgereift, daß es damit seine ersten sinnlichen Wahrnehmungen macht. Es spürt das Schaukeln, schmeckt das Fruchtwasser, hört die Herztöne der Mutter und andere Geräusche, auch Stimmen und Musik von außen. Alles, was in seine Welt vordringt und was es wahrzunehmen imstande ist, verbindet das ungeborene Kind mit der Sicherheit und Geborgenheit, die in dieser geschützten Welt normalerweise herrschen. Plötzlich und möglicherweise wiederholt während der Schwangerschaft auftretende Störungen, etwa laute Geräusche, aber auch Angst und Streß der Mutter, die das ungeborene Kind als Veränderungen ihres Herzschlages wahrnimmt und die mit Veränderungen der mütterlichen Blutversorgung und der Ausschüttung verschiedener Hormone einhergehen, können dazu führen, daß dieses Gefühl von Geborgenheit bei manchen Kindern bereits zum Zeitpunkt ihrer Geburt nur sehr schwach ausgeprägt ist. Sie kommen dann bereits unsicherer und ängstlicher zur Welt und sind weitaus schwerer durch mütterliche Zuwendung zu beruhigen als andere Kinder, denen solche intrauterinen Erfahrungen erspart geblieben sind.

Nicht ohne Grund bilden die Sippenmitglieder der meisten Naturvölker im Alltagsleben einen schützenden Ring um ihre schwangeren Frauen und versuchen auf diese Weise, den Entwicklungsprozeß der künftigen Mitglieder ihrer Gemeinschaft gegenüber störenden Außenwirkungen abzuschirmen.

Nur wenn die werdende Mutter gegenüber äußeren Belastungen hinreichend geschützt ist, wenn ihr die Sorge um die tägliche Nahrungsbeschaffung, um das Wohlergehen ihrer schon geborenen Kinder und ihrer nächsten Angehörigen abgenommen wird, kann sie sich frei und unbefangen auf das noch ungeborene Kind einlassen. Die bewußte Wahrnehmung der ersten Kindsbewegungen beispielsweise führt dazu, daß die meisten Schwangeren in eine neue Phase in der Beziehung zu ihrem Kind treten. Selbst viele, bisher abgelehnte Schwangerschaften werden jetzt akzeptiert. Wir wissen heute, wie stark diese Beziehung das Verhalten und die weitere Entwicklung des Kindes bereits vor der Geburt bestimmt. Da die Grundlage für das Gefühlsleben und die Entwicklung der Persönlichkeit bereits vor der Geburt angelegt werden, ist die emotionale Sicherheit der Schwangeren, ihre Fähigkeit, sich über das Kind zu freuen und eine feste Bindung zu ihm einzugehen, von entscheidender Bedeutung für die seelische Entwicklung ihres ungeborenen Kindes. Sie bildet die Voraussetzung dafür, daß sich die emotionalen und kognitiven Fähigkeiten des Kindes gemäß dem immensen Potential entwickeln können, das jedes Kind als offenes genetisches Programm zur Ausbildung eines zunehmend komplexer werdenden Gehirns besitzt.

Viele Gründe können dazu führen, daß dieses Potential von manchen Kindern bereits vor ihrer Geburt nur in eingeschränkter Weise entfaltet werden kann. Erkrankungen der Mutter während der Schwangerschaft, hormonelle Störungen, Ernährungsprobleme der Mutter oder Störungen der plazentaren Versorgung des Kindes, allergische oder immunologische Reaktionen der Mutter oder des Kindes, Stoffwechselstörungen, während der Schwangerschaft eingenommene Medikamente oder gar Drogen, Überbelastung und körperliche Erschöpfung der Schwangeren und vieles mehr können dazu führen, daß sich die Versorgung des ungeborenen Kindes mit Bausteinen und Energieträgern verändert. Zu besonders nachhaltigen Auswirkungen auf die Hirnentwicklung kommt es immer dann, wenn die an der Regulation von Wachstums- und Differenzierungsprozessen beteiligten Signalstoffe (Hormone, Cytokine, Transmitter und andere Botenstoffe) in falschen Mengen oder zum falschen Zeitpunkt produziert und abgegeben werden. Zu solchen Veränderungen kann es auch durch psychische Belastungen während der Schwangerschaft kommen. Und die Gefahr solcher Belastungen ist immer dann sehr groß, wenn die Schwangerschaft abgelehnt wird, wenn die Schwangere nicht in sichere soziale und emotional stützende Beziehungen eingebettet ist, wenn durch die Schwangerschaft berufliche Perspektiven und persönliche Lebensentwürfe in Frage gestellt sind.

Neuere Forschungsergebnisse zeigen, daß auch der Verlauf des Geburtsvorganges eine entscheidende Weichenstellung für die weitere Entwicklung der Beziehung zwischen Mutter und Kind darstellt. Ebenso wie eine Schwangerschaft mehr oder weniger gut »gelingen« mag, kann auch die Geburt selbst zu einer Stärkung, bisweilen aber auch zu einer Störung der frühen Beziehung zwischen der Mutter und ihrem neugeborenen Kind führen. Während der Geburt und mit einsetzender Laktation (Einschießen der Muttermilch) kommt es zu massiven Veränderungen der Ausschüttung einer ganzen Reihe von Hormonen und Signalstoffen. Diese führen dazu, daß im Gehirn der Mutter bestimmte Nervenzell-Netzwerke aktiviert werden, die den Prozeß der frühen Bindung unterstützen und festigen. Die Forscher nennen diesen Cocktail bindungsfördernder Signalstoffe sogar bisweilen »Liebeshormone«. In Tierversuchen läßt sich damit bei weiblichen Tieren »mütterliches Bindungsverhalten« auslösen. Wenn die Bildung dieser Hormone nach der Geburt künstlich unterdrückt wird (durch Streß oder durch Narkose), entwickelt die Mutter, zumindest in Tierversuchen, kein normales Bindungsverhalten. Schließlich ist der Geburtsvorgang ein außerordentlich dramatischer Prozeß für das Kind selbst. Die Gefahr von körperlichen Verletzungen auch des Gehirns, von Störungen der Blut- und Sauerstoffversorgung insbesondere des Gehirns ist enorm, so daß immer damit gerechnet werden muß, daß Kinder zur Welt kommen, die sich nur sehr schlecht und sehr langsam von diesen traumatischen Folgen erholen.

Was immer im einzelnen dazu geführt haben mag, fest steht, daß immer wieder Kinder zur Welt kommen, die es schwer haben, sich zurechtzufinden, sichere Bindungen und damit optimale Startbedingungen für ihre weitere Entwicklung vorzufinden. Viele dieser Kinder stellen ihre Eltern auf eine oft harte Bewährungsprobe. Sie sind unruhig und kaum zufriedenzustellen. Sie schlafen schlecht und sind leicht reizbar. Viele machen sich nichts aus Zärtlichkeiten, wehren sich gegen Küsse und Umarmungen, schlafen nicht in den Armen der Mutter ein, sondern machen sich los. Andere beanspruchen beständige Zuwendung und fordern so viel, daß die Eltern ständig das Gefühl haben, sie hätten ihrem Baby nicht das gegeben, was es braucht. Für die Eltern ist dieses Verhalten entmutigend, verwirrend und quälend. Die Entwicklung sicherer emotionaler Bindungen zwischen ihnen und ihrem Kind wird unter diesen Umständen bisweilen enorm schwierig.

Der Einfluß früher Bindungserfahrungen auf die Hirnentwicklung

Die erste tiefgreifende Angst erlebt jeder Mensch bei seiner Geburt. Verzweifelt muß er nach dieser dramatischen Veränderung seiner bisherigen Lebenswelt nach einem Weg suchen, um sein verlorengegangenes inneres Gleichgewicht wiederzufinden. Die wichtigste Erfahrung, die jedes Neugeborene während der ersten Tage und Wochen in dieser neuen Welt macht (und die seinen weiteren Entwicklungsweg entscheidend prägt), wird als Gefühl in seinem Gehirn verankert. Es ist das Gefühl, daß es in der Lage ist, seine Angst zu bewältigen. Damit dieses Gefühl entstehen kann, muß das Neugeborene seine Angst zum Ausdruck bringen können. Doch es ist auch darauf angewiesen, daß sein Schreien gehört wird, daß sich jemand (normalerweise die Mutter) ihm zuwendet, es wiegt, es an die Brust nimmt, zu ihm spricht, es wärmt und es beruhigt. Nur wenn das Baby jemanden findet, der es ihm ermöglicht, wieder möglichst viel von dem zu spüren und wahrzunehmen, was es bereits aus seinem bisherigen Leben im Mutterleib kennt und was es mit der dort vorgefundenen Sicherheit und Geborgenheit verbindet, kann es seine Angst überwinden und sein inneres emotionales Gleichgewicht wiederfinden.

Je häufiger ihm das gelingt, desto tiefer wird die Erfahrung in seinem Gehirn verankert, daß es durch eine eigene Leistung in der Lage ist, seine Angst (mit Hilfe anderer Menschen) zu bewältigen. Sein Selbstvertrauen wächst dabei ebenso wie sein Vertrauen in die Fähigkeiten seiner Mutter, ihm Sicherheit und Geborgenheit bieten zu können. Das Kind entwickelt eine enge emotionale Bindung an diese Mutter (oder an eine andere primäre Bezugsperson). Es übernimmt dann im weiteren Verlauf seiner Entwicklung nicht nur alle Fähigkeiten und Fertigkeiten, Vorstellungen und Haltungen von ihr, die ihm zur eigenen Lebensbewältigung wichtig erscheinen, es weitet auch seine emotionale Bindung auf alle Personen aus, die dieser Mutter wichtig sind, mit denen sie emotional verbunden ist und in deren Gegenwart sich das Kind ebenfalls sicher und geborgen fühlt. Das ist normalerweise zunächst der Vater, später kommen Großeltern, Verwandte und andere, den Eltern nahestehende Personen, hinzu. Auch deren Fähigkeiten, Haltungen und Vorstellungen eignet sich das Kind um so leichter und besser an, je enger es mit diesen Menschen in einer engen emotionalen Beziehung steht.

Jede Hebamme und jede Mutter weiß, daß Kinder, die kräftig und gesund auf die Welt kommen, sich schneller und besser in der neuen Welt zurechtfinden als die anderen. Die weniger stabilen und empfindlicheren machen ihre Erfahrungen langsamer, dafür aber vielleicht um so intensiver und nachhaltiger. Auch diejenigen, die eine ausgeglichene, erfahrene und sichere Mutter haben, kommen meist besser voran als diejenigen, die sich immer wieder neu auf eine sich ständig verändernde Mutter einstellen müssen. Manchmal passen die Angebote der Mutter und die Bedürfnisse des Neugeborenen gut zusammen, so daß zu schnelle Entwicklungen gebremst und damit intensiver und nachhaltiger gestaltet, zu vorsichtige, ängstliche Verhaltensweisen überwunden und damit Voraussetzungen für eine ausgeglichenere Entwicklung geschaffen werden. In manchen Fällen klappt das Zusammenspiel weniger gut, und die Eltern bzw. die primären Pflegepersonen verstärken durch ihr Verhalten zu rasche und deshalb zu einseitige oder zu ängstliche und deshalb zu wenig eigenständige Entwicklungen ihres Kindes.

Die entscheidende Frage nach der Entstehung von menschlichen Grundbedürfnissen wird von der gegenwärtigen Entwicklungspsychologie nur unzureichend beantwortet. Die auf *Piaget* zurückgehende kognitive Entwicklungspsychologie befaßt sich mit den kindlichen Entwicklungsstufen von Intelligenz, Abstraktionsvermögen und Kognition und kann kaum etwas über die emotionale Entwicklung aussagen. Zudem bedürfen die von Piaget herausgearbeiteten entwicklungspsychologischen Erkenntnisse angesichts der neueren Erforschung dynamischer Prozesse der kindlichen Entwicklung einer Neubewertung und Modifikation (vgl. Thelen und Smith, 1998).

Die psychoanalytische Entwicklungstheorie wird von triebhaften Grundbedürfnissen, »Triebimpulsen« abgeleitet (Abhängigkeits- und Autonomiebedürfnisse, sexuelle, aggressive und narzißtische Bedürfnisse). Die sogenannten Triebimpulse durchlaufen nach dieser Vorstellung eine altersabhängige Entwicklung, die eng mit der Entwicklung der Emotionalität zusammenhängt und deren Störungen zur Herausbildung neurotischer (hysterischer) Persönlichkeitsmerkmale führt.

Die Entwicklung dieser triebhaften Bedürfnisse wird traditionell in mehreren Schritten beschrieben: 1. die orale Phase (von der Geburt bis zum Ende des 1. Lebensjahres), 2. die anale oder analsadistische Phase (im 2. und 3. Lebensjahr), 3. die phallisch-narzißtische oder ödipale Phase (etwa im 4. und 5. Lebensjahr), 4. eine Zeit der Triebruhe (Latenzphase zwischen dem 6. Lebensjahr und der Pubertät), die mit ihrer endgültigen Begründung der Sexualität ins Erwachsenenalter überleitet. Dieses auf Freud zurückgehende Entwicklungsmodell ist inzwischen in entscheidenden Bereichen von *Spitz*, *Erikson* und *Mahler* erweitert worden (Spitz 1967, Erikson 1957, Winnicott 1974, Bowlby 1975, Mahler et al. 1987, Stern 1992).

Wichtige Ergänzungen und Bestätigungen erfahren diese Modelle gegenwärtig durch die neueren Erkenntnisse über die Auswirkungen früher Bindungsstörungen (Übersicht in Gebauer und Hüther 2001) und den Einfluß kontrollierbarer und unkontrollierbarer Streßreaktionen auf die Hirnentwicklung (vgl. Rothenberger und Hüther 1997, Schore 2001). Auf der Grundlage dieser Vorstellungen lassen sich die erwähnten Triebimpulse als Manifestationen bereits stattgefundener Bahnungsprozesse auf der Ebene neuronaler Verschaltungen verstehen. Demnach wären Abhängigkeits- und Autonomiebedürfnisse, aggressive und narzißtische Bedürfnisse als erfolgreiche Bewältigungsstrategien des Kindes zu werten, deren zugrundeliegende Verschaltungsmuster durch wiederholte, kontrollierbare Streßreaktionen bereits tief im kindlichen Gehirn verankert worden sind. Die Triebfeder für die sequentielle Aneignung dieser Strategien im Denken, Fühlen und Handeln eines Kindes wäre die erlebte Angst und das daraus resultierende Grundbedürfnis nach Überwindung dieser Angst, also nach Sicherheit.

Die zur Unterdrückung dieser Angst eingeschlagenen Strategien sind vom jeweiligen Entwicklungsstadium des Kindes abhängig. Sie führen über die Ausbildung der »Mutter-Kind-Dyade« zur »Triade«, der Beziehungen zwischen dem Kind und beiden Elternteilen.

Das menschliche Gehirn ist zum Zeitpunkt der Geburt noch viel unreifer und viel stärker durch eigene Erfahrungen formbar als die Gehirne von Tieren. Hinreichend entwickelt sind nur diejenigen neuronalen Verschaltungen, die zum Überleben während der ersten Lebensphase unbedingt erforderlich sind, etwa für die Regulierung basaler Körperfunktionen, für die Verarbeitung lebenswichtiger Sinneswahrnehmungen und für die Koordination erster motorischer Reaktionen. Ihre wichtigste Aufgabe besteht darin, bei Bedrohungen und Störungen der inneren Ordnung eine Reaktion in Gang zu setzen, die geeignet ist, das verlorengegangene innere Gleichgewicht wiederherzustellen. Das gelingt um so besser, je deutlicher ein Kind sowohl seinen Unmut über ein ungestilltes Bedürfnis als auch seine Befriedigung über die erfolgreiche Stillung dieses Bedürfnisses zum Ausdruck bringen kann. Ersteres veranlaßt normalerweise einen anderen Menschen dazu, ihm beizustehen. Letzteres sorgt dafür, daß die Bereitschaft zur Hilfestellung auch in Zukunft erhalten bleibt.

Beide Fähigkeiten sind nicht bei allen Kindern gleichermaßen ausgeprägt. Und jede Mutter kann zeitweise oder fortgesetzt daran gehindert sein, die Signale richtig zu deuten, mit denen ihr Kind seine jeweilige Befindlichkeit zum Ausdruck bringt. Es kommt vor, daß die Mutter durch eine aktuelle körperliche oder seelische Krise belastet oder aufgrund negativer Erfahrungen oder emotionaler Verunsicherung nur eingeschränkt in der Lage ist, sich in das Wesen und die Bedürfnisse ihres Kindes einzufühlen. Eine seelische Erkrankung, zu starke Bindung an die eigenen Eltern oder Abhängigkeit vom Partner, persönliches Unglück und Unzufriedenheit mit dem eigenen Schicksal oder der gefundenen Partnerschaft, Zweifel an den eigenen Fähigkeiten, Unsicherheit und das Gefühl der Überforderung, starke Stimmungsschwankungen, seelische Verhärtung und das Gefühl, alleingelassen zu sein, können die passende Wahrnehmung der Bedürftigkeit des neugeboren Kindes und Säuglings erschweren oder gar unmöglich machen.

Es sind auch nicht alle Eltern (Mütter und Väter) gleichermaßen gut darauf vorbereitet und befähigt, den jeweiligen Grund für das Unbehagen ihres Babys zu verstehen und zu beseitigen (Papousek 2004). Auch die Freude, die ein Baby zeigt, wenn es ihm gelungen ist, sein inneres Gleichgewicht wiederzufinden, wird nicht von allen Müttern gleich gut erkannt und, was noch wichtiger ist, durch eine eigene, für das Kind erkennbare Reaktion der Freude beantwortet und verstärkt. Das Fehlen dieser Wahrnehmungsvoraussetzungen verhindert oftmals auch, daß seelisch belastete oder mit der Fürsorge für ihr Kind überforderte Mütter (Eltern) von sich aus Hilfe suchen, weil sie nur eingeschränkt dazu in der Lage sind die Problematik zu erkennen.

Manche Kinder kommen bereits sehr viel ängstlicher zur Welt als andere, und manche finden nach ihrer Geburt Bedingungen vor, die ihnen wenig Gelegenheit bieten, sich sicher und geborgen zu fühlen. Seltener als andere Kinder machen sie die Erfahrung, durch eine eigene Leistung und durch Mithilfe der Mutter (oder einer anderen Bezugsperson) eine Störung ihres inneren Gleichgewichts beheben und sich gemeinsam mit ihr an diesem Erfolg erfreuen zu können. Anstelle einer sicheren, dem Kind Halt bietenden Bindung entsteht in diesem Fall eine sehr unsichere Bindung, zwischen Mutter und Kind. Oft wird das Kind entweder zu stark umklammert und an der Entfaltung seiner Fähigkeiten gehindert, oder aber es wird zu stark sich selbst überlassen und bei der Entfaltung seiner Fähigkeiten unzureichend gefördert und gelenkt. Die Folgen derart unsicherer Bindungen für die weitere Entwicklung des kindlichen Gehirns sind um so schwerwiegender und nachhaltiger, je weniger einem Kind Gelegenheit geboten wird, auch enge emotionale Bindungen mit anderen Personen einzugehen. Das ist immer dann der Fall, wenn die Mutter selbst keine solchen Bindungen zu anderen Menschen besitzt, wenn also die Beziehung der Mutter zum Vater des Kindes, zu den eigenen Eltern und anderen

Familienangehörigen ebenfalls nur unsicher geblieben ist und auch sie keine sicheren emotionalen Bindungen zu anderen Personen entwickeln konnte. Je stärker die Mutter als primäre Bezugsperson selbst in ein enges, ihr Sicherheit und Geborgenheit bietendes Beziehungsgeflecht mit möglichst vielen und möglichst unterschiedlichen anderen Menschen eingebettet ist, desto geringer wird die Gefahr, daß sehr einseitige, ausschließlich von dieser Mutter bestimmter Grundmuster des Denkens, Fühlens und Handelns in Form bestimmter Verschaltungen im sich entwickelnden Gehirn ihres Kindes gebahnt werden.

Gelingt es einem Kind also, neben der Mutter noch weitere Personen zu finden, die ihm bei der Überwindung seiner Ängste behilflich sind und ihm das Gefühl von Sicherheit und Geborgenheit vermitteln, so werden auch deren Grundhaltungen, Fähigkeiten und Fertigkeiten übernommen und im kindlichen Gehirn verankert. Nur so sind allzu einseitige, ausschließlich von der primären Bezugspersonen kanalisierte Entwicklungen und die damit einhergehenden frühen Programmierungen im kindlichen Gehirn zu vermeiden. Dabei ist es wichtig, daß sich der kanalisierende Einfluß dieser sekundären Bezugsperson vom kanalisierenden Einfluß der Mutter hinreichend stark unterscheidet. Am besten eignet sich hierfür ein Vater. Aber ebenso, wie nicht alle Frauen optimale Mütter sind, sind nicht alle Männer gleichermaßen in der Lage, als liebevolle, einfühlsame »Programmöffner« auf die Hirnentwicklung ihrer Kinder einzuwirken, indem sie ihnen Gelegenheit geben, eine Welt zu entdecken, die anders als die ihrer Mütter aussieht. Vielfach ist das, was Väter ihren Kindern bieten, ein Kontrastprogramm, das alternativ oder gar autoritär neben das der Mutter gesetzt wird und das Kind nicht zur Synthese, sondern zu einer fatalen Entscheidung zwingt: entweder sein Gefühl oder seinen Verstand zu benutzen, sich entweder nach innen oder nach außen zu orientieren, entweder in Abhängigkeit gebunden zu bleiben oder bindungslos autonom zu werden.

Experimentell läßt sich anhand von Tierversuchen zumindest in groben Zügen nachweisen, auf welche Weise die vorgefundenen Entwicklungsbedingungen an der Strukturierung des sich entwickelnden Gehirns und damit an der Herausformung bestimmter Grundzüge des Verhaltens und Empfindens beteiligt sind. Gut belegt die langfristigen Konsequenzen positiver Bindungserfahrungen bei Ratten, die während ihrer 21tägigen Säugephase täglich für 15 min. von der Mutter und ihren Geschwistern getrennt und anschließend wieder zurückgebracht werden. Dieses sogenannte »handling« führt initial zu einer deutlichen Aktivierung ihrer Streßantwort und zu Verhaltensäußerungen, die als sogenannte »distress vocalisations« quantifizierbar sind. Nach dem Zurücksetzen kümmert sich die Mutter besonders intensiv um das »verlorengegangene Kind«. Sie trägt es ins Nest zurück, leckt es ab und säugt es. Das Junge macht so die Erfahrung, daß es bei der Bewältigung seines Problems von der Mutter besonders gut unterstützt wird. Wie tiefgreifend und nachhaltig die Folgen dieser frühen Erfahrung bei diesen jungen Ratten sind, wird deutlich, wenn man sie als erwachsene Tiere nach etwa einem Jahr genauer untersucht: Sie zeigen deutlich verringerte Angstreaktionen und ein vermindertes Vermeidungsverhalten gegenüber neuartigen Stimuli. Ihre basale Corticosteronsekretion ist erniedrigt und nach Aktivierung ihres HPA-Systems kommt es zu einer rascheren Normalisierung der vermehrten Glucokortikoidsekretion (Übersichten in: Meaney et al. 1993; Smythe et al. 1994).

Werden juvenile Ratten unter Bedingungen (»enriched environments«) aufgezogen, die hinreichend Sicherheit bieten und gleichzeitig aufgrund ihrer Komplexizität eine Vielfalt verschiedenartiger Stimuli für die häufige Auslösung sehr milder, d. h. besonders gut kontrollierbarer Streßreaktionen (novelty-stress) bieten, so entwickeln sie einen dickeren Kortex mit größeren und verzweigteren Dendritenbäumen der Pyramidenzellen, mit einer höheren Synapsendichte, einer größeren Zahl glialer Zellen und einer stärkeren Vaskularisierung (Übersicht in Greenough und Bailey 1988). Auch bei Affen ist der Einfluß derartiger, während der postnatalen und juvenilen Entwicklung durch kontrollierbare Streßbelastungen ausgelösten adaptiven Modifikationen von Cytoarchitektur und neuronalen Verschaltungsmustern auf das spätere Verhalten recht gut untersucht. Ihr Sozialverhalten ist wesentlich kompetenter, Problemlösungen werden schneller gefunden, ihre Reaktionen auf neuartige Stimuli sind kontrollierter, und sie besitzen ein komplexeres Verhaltensrepertoire, wenn sie während ihrer juvenilen Entwicklung einer größeren Vielfalt neuartiger Stimuli und damit häufiger kontrollierbaren Streßbelastungen ausgesetzt wurden als ihre Geschwister (Clarke 1993).

Langanhaltende Zweifel über die Zweckmäßigkeit des einzuschlagenden Weges, langdauernde emotionale Verunsicherung und die daraus resultierende anhaltende Aktivierung einer unkontrollierbaren neuroendokrinen Streßreaktion kennen nur die lernfähigsten sozial organisierten Säugetiere wie Affen und Menschen. Die wichtigsten Auslöser dieser Reaktion sind psychosoziale Belastungen. Die erste einschneidendste und mit Abstand wichtigste unkontrollierbare Belastung während der Kindheit ist der Verlust von bisher vorhandenen, Sicherheit bietenden Bezugspersonen. Junge Primaten erleben eine unkontrollierbare, langanhaltende Aktivierung ihrer neuroendokrinen Streßreaktion, wenn sie von ihrer Mutter getrennt werden (Coe und Levine 1981). Sie versuchen zunächst, mit allen Mitteln die Kontrolle über die Situation zurückzuerlangen, und sind dabei sogar bereit, einen Hund oder eine ausgestopfte Puppe als Ersatz für die verlorene Bezugsperson anzunehmen. Wenn alle ihre Bemühungen scheitern, werden sie passiv, verlieren jedes Interesse an ihrer Umgebung und gehen schließlich zugrunde (Übersicht in: Kraemer 1992).

Die Konsequenzen unkontrollierbarer Streßbelastungen während der juvenilen Entwicklung wurden an Affen untersucht, deren Mütter gezwungen waren, ihr Futter auf recht aufwendige Weise zu beschaffen. Sie mußten ihre Jungen häufiger unbeaufsichtigt lassen und zeigten eine geringere Bindung und eine erhöhte Ängstlichkeit im Umgang mit ihnen. Im Vergleich zu »optimal« aufgewachsenen Affen sind die Jungen dieser Mütter im ersten Jahr leichter irritierbar durch neuartige Reize und stärker abhängig von der Mutter und fallen noch vier Jahre später durch geringeres Selbstvertrauen, unsoziales und subordinates Verhalten auf (Rosenblum et al. 1994). Infolge derartiger juveniler Streßbelastungen kommt es zu erheblichen Veränderungen bei der Ausreifung globalisierender (katecholaminerger und serotonerger) Transmittersysteme. Es wird vermutet, daß derartige frühkindliche unkontrollierbare Streßbelastungen zu einer erhöhten Vulnerabilität für Angststörungen und affektive Erkrankungen führen.

Wenn Kinder zur Welt kommen, sind sie auf die Hilfe Erwachsener angewiesen. Sie brauchen jemanden, der sie wärmt, nährt, sauber hält und sich mit ihnen beschäftigt. Und immer dann, wenn sie Angst haben, brauchen sie jemanden, der ihnen beisteht und ihnen zeigt, daß es möglich ist – und später auch, wie es möglich ist –, diese Angst zu überwinden. Wenn ein Kind das Glück hat, jemanden zu finden, der ihm in solchen Situationen regelmäßig hilft und ihm Geborgenheit und Sicherheit bietet, werden alle dabei aktivierten Verschaltungen in seinem Gehirn gebahnt. Auf diese Weise entsteht eine enge Bindung an die primäre Bezugsperson.

Viele Mütter (Eltern) wissen das und festigen diese Bindung spielerisch, beispielsweise indem sie sich immer wieder kurzzeitig verstecken, um anschließend, genau dann, wenn das Kind Angst bekommt und nach seiner Mutter sucht, wieder aufzutauchen. Wenn Kindern das Gefühl vermittelt wird, daß sie in der Lage sind, die verschwundene Mutter durch eine eigene Reaktion wieder herbeizuholen, wächst ihr Vertrauen in ihre eigene Fähigkeit, bedrohliche Situationen meistern zu können. Auch die dabei aktivierten Verschaltungen werden gebahnt. So entsteht Selbstvertrauen, Vertrauen in die eigene Kompetenz bei der Bewältigung von Problemen. Im Verlauf der weiteren Entwicklung erweitert sich der Kreis sicherheitsbietender Bezugspersonen, und das Kind eignet sich sämtliche Kompetenzen, Grundhaltungen und Verhaltensweisen an, die diese Personen haben und die das Kind für die Aufrechterhaltung seiner inneren Ordnung, für die Bewältigung seiner Versicherten und Ängste als wichtig bewertet. Je mehr es sein Wissen, seine Fähigkeiten und seine Kompetenzen erweitert und eigene Erfahrungen macht, desto mehr verlieren die frühen Bindungen ihre ursprüngliche sicherheitsbietende Bedeutung. Dramatisch verschärft wird diese Entwicklung während der Pubertät, wenn die Produktion von Sexualhormonen zu tiefgreifenden Veränderungen des eigenen Körpers wie auch des bisherigen Denkens, Fühlens und Verhaltens führt. Am Ende dieser Entwicklung ist aus dem anfänglich noch völlig abhängigen Baby ein selbstbestimmender, in ein komplexes Netz sozialer Beziehungen eingebundener Mensch geworden.

Leider klappt das nicht immer. Es gibt nicht wenige erwachsene Menschen, denen dies nicht gelungen ist, oder die nicht genügend Gelegenheit hatten, sich während ihrer Kindheit und Adoleszenz hinreichend viele eigene Kompetenzen anzueignen, vielfältige eigene Erfahrungen zu machen und das für eine autonome Entwicklung erforderliche Selbstvertrauen auszubilden. Sie bleiben entweder in einer abhängigen Beziehung zu ihren primären Bezugspersonen oder suchen sich Partner, mit denen sie diese abhängige Beziehung weiterführen können. Bekommen sie Kinder, so entwickeln sie auch zu diesen eine abhängige und abhängigmachende »Klammerbeziehung«. Es gibt auch viele Eltern, die noch sehr stark mit sich selbst beschäftigt sind, denen es nur sehr eingeschränkt gelingt, Elternschaft mit beruflichen Entwicklungsmöglichkeiten zu verbinden. Aufgrund der öffentlich wenig diskutierten Belastungen, die eine Elternschaft mit sich bringt, sind sie nicht hinreichend auf die neue Rolle vorbereitet. Es fällt ihnen schwer, mit weit vorausschauender Zukunftsplanung berufliche Ziele zu modifizieren und sich zu irgendeiner Weise einzuschränken. Solchermaßen mangelhaft auf die Betreuungserfordernisse ihrer Kinder eingestellte Eltern geraten in einen Interessenkonflikt, wenn sie feststellen müssen, daß das Bedürfnis nach Aufmerksamkeit, Geborgenheit und Zuwendung ihrer Kinder mit der Verwirklichung ihrer individuellen Ziele in Konflikt gerät. Auch diese Eltern tun gemäß ihrer Information und ihren Möglichkeiten ihre Pflicht, und das bisweilen sogar besonders gut. Sie sorgen für eine besonders ausgewogene Ernährung, für Sauberkeit und hygienische Verhältnisse, für ansprechende, modische Kleidung und beschaffen ihren Kindern alle möglichen Gerätschaften, von denen sie glauben, sie seien wichtig für ihr Kind. Sie beruhigen ihr (schlechtes) Gewissen, indem sie ihrem Kind vermeintliche Bedürfnisse erfüllen, die bei ihm gar nicht bestehen.

Was ihr Kind aber wirklich braucht, nämlich, daß sie ganz und gar da sind, daß sie sich ihm voll und ganz, also emotional, geistig und körperlich zuwenden, wenn es verunsichert ist und Angst hat, das können diese Eltern ihren Kinder nicht oder zumindest nicht dann schenken, wenn diese es besonders dringend brauchen. Deshalb sind solche Kinder oft bereits sehr früh gezwungen, sich auf sich selbst zu verlassen und den Mangel an emotionaler Sicherheit durch verstärkte Selbstbezogenheit zu kompensieren. So schaffen sie sich eine eigene, allein von ihnen selbst bestimmte Lebenswelt und schirmen sich gegenüber fremden Einflüssen und Anregungen ab, die nicht mit ihren

Vorstellungen übereinstimmen. In dieser nur von ihnen bestimmten Welt gibt es keine wirklichen Herausforderungen mehr. Es können keine vielfältigen neuen Erfahrungen gemacht und im Gehirn verankert werden. Wichtige Entwicklungsprozesse im kindlichen Gehirn finden nicht mehr oder nur eingeschränkt statt. Für das Lernverhalten der Kinder bedeutet dies einen Rückgang an Motivation, Verstehen, Behalten, Erinnern, Erkennen von Zusammenhängen und eine eingeschränkte Fähigkeit beim Erkennen und Lösen von Konflikten. Ihr Sozialverhalten wird von Ablehnung fremder Vorstellungen und aggressiver Verteidigung ihrer eigenen Ansichten und Haltungen bestimmt.

Meist handelt es sich hierbei um sehr rigide, einseitige, pseudoautonome Strategien der Angstbewältigung. Die dabei aktivierten neuronalen Verschaltungen werden um so nachhaltiger gebahnt, je früher und je häufiger sie eingesetzt werden. Sie können schließlich das gesamte Fühlen, Denken und Handeln dieser Kinder bestimmen. Die betreffenden Kinder grenzen sich zunehmend von den Vorstellungen anderer, vor allem denen Erwachsener ab. Ihr mangelndes Einfühlungsvermögen behindert sie beim Erwerb vielfältiger sozialer Kompetenzen. Damit fehlt ihnen die Grundvoraussetzung dafür, gemeinsam mit möglichst vielen unterschiedlichen Menschen nach tragfähigen Lösungen zu suchen und Verantwortung für sich und andere zu übernehmen.

Die Strukturierung des kindlichen Gehirns durch Erziehung und Sozialisation

Erst in den letzten zehn Jahren ist es den Hirnforschern und Entwicklungspsychologen vor allem mit Hilfe der sogenannten bildgebenden Verfahren gelungen nachzuweisen, welch nachhaltigen Einfluß frühe Bindungserfahrungen darauf haben, wie und wofür ein Kind sein Gehirn benutzt, welche Verschaltungen zwischen den Milliarden Nervenzellen deshalb besonders gut gebahnt und stabilisiert und welche nur unzureichend entwickelt und ausgeformt werden. Dieses Wissen beginnt erst jetzt allmählich unter Kinderärzten, Psychiatern und Erziehern Verbreitung zu finden. Bis es in alle Schichten der Bevölkerung und zu allen Eltern vorgedrungen ist, werden wohl noch Jahre vergehen.

Nicht viel anders verhält es sich mit der zweiten wichtigen Erkenntnis, daß die frühkindlichen Bindungen nur der erste Schritt eines langen und komplizierten Sozialisationsprozesses sind. Im Verlauf dieses Prozesses lernt jedes Kind, sein Gehirn auf eine bestimmte Weise zu benutzen. Beispielsweise indem es dazu angehalten, ermutigt oder auch gezwungen wird, bestimmte Fähigkeiten und Fertigkeiten stärker zu entwickeln als andere, auf bestimmte Dinge stärker zu achten als auf andere, bestimmte Gefühle eher zuzulassen als andere. Kinder, die in unterschiedlichen Kulturen aufwachsen, erwerben dabei z. T. sehr unterschiedliche kulturell tradierte Fähigkeiten. Die Kinder der Eingeborenen des amazonischen Regenwaldes lernen auf diese Weise bis zu einhundert verschiedene Grüntöne zu unterscheiden und die der Inuit im nördlichen Polarkreis ein Dutzend verschiedene Formen von Schnee auseinanderzuhalten. Auch unsere Kinder erwerben im Verlauf dieses Prozesses all jene Fähigkeiten und Fertigkeiten, auf die es eben für das Leben in unserem Kulturkreis ganz besonders ankommt. Dadurch werden auch die dabei immer wieder aktivierten neuronalen Verschaltungen stärker und intensiver benutzt, ausgebaut und entwickelt.

Alles, was auf diese Weise erst im Verlauf der ersten Lebensjahre gelernt werden muß, wird von anderen Menschen übernommen. Keine dieser kulturspezifischen Leistungen ist angeboren. Alles, worauf wir später stolz sind, was uns als Persönlichkeit ausmacht, all das, was wir wissen und können, ebenso wie das, was wir denken und fühlen, ja sogar das, was wir wünschen und träumen, und nicht zuletzt das, was wir als unsere Muttersprache bezeichnen, verdanken wir dem Umstand, daß es andere Menschen gab, die uns bei einer bestimmten Art der Benutzung und Ausformung unseres Gehirns geholfen haben. Ohne sie hätten wir womöglich noch nicht einmal aufrecht zu gehen gelernt, wir wären nicht in der Lage, uns in einer bestimmten Sprache auszudrücken, wir wüßten nicht, was eßbar, was giftig und gefährlich ist. Wir hätten weder Fahrradfahren noch irgendein hierzulande alltägliches Gerät zu bedienen gelernt. Wir könnten nicht schreiben, lesen und rechnen, auch nicht musizieren, singen und tanzen. Dieses Buch könnten wir noch nicht einmal zum Verfeuern benutzen, denn auch Feuer hätten wir nicht, und uns hätte auch niemand gezeigt, daß es möglich ist, die natürliche Angst davor zu überwinden. Wir wären der äußeren Welt und unseren inneren Antrieben hilflos ausgesetzt, wüßten nicht, worauf wir besonders zu achten haben, hätten nicht gelernt, all die vielen komplexen Bewegungsabläufe und feinmotorischen Handlungen zu steuern, die man nur von anderen Menschen lernen kann, und wir wären auch kaum in der Lage, irgendwelche in uns aufkommende Impulse zu kontrollieren.

All das und noch vieles mehr muß jedes Kind im Verlauf eines schwierigen und daher auch sehr störanfälligen Prozesses erst erlernen. Daß das geschieht, erscheint uns so selbstverständlich, daß wir kaum je darüber nachdenken, was aus unserem Gehirn geworden wäre, wenn wir keine Gelegenheit bekommen hätten, uns all diese Fähigkeiten und Fertigkeiten im Verlauf unserer ersten Lebensjahre von anderen Menschen anzueignen. All die hochkomplexen Verschaltungen, die nicht automatisch entstehen, sondern nur dann herausgeformt und stabilisiert werden können, wenn sie auch immer wieder aktiviert und benutzt werden, wären ohne die vielen Anregungen und Ermunterungen, Maßregelungen und Ermahnungen, also ohne die aktive Einflußnahme anderer Menschen auf unsere Hirnentwicklung nicht entstanden. Unser Gehirn ist in viel stärkerem Maß, als wir bisher geglaubt haben, durch diese anderen Menschen und all das, was diese wiederum von anderen Menschen übernommen haben, strukturiert worden.

Die Hirnregion, in der all diese komplexen, nutzungsabhängigen neuronalen Verschaltungen letztendlich zusammenlaufen, ist eine Region, die sich beim Menschen zuletzt und am langsamsten entwickelt und bei unseren nächsten tierischen Verwandten auch weitaus kümmerlicher ausgebildet ist. Anatomisch heißt sie Frontal- oder Stirnlappen. Es ist diejenige Hirnregion, die in besonderer Weise daran beteiligt ist, aus anderen Bereichen des Gehirns eintreffende Erregungsmuster zu einem Gesamtbild zusammen zu fügen. Auf diese Weise ist sie maßgeblich an der Hemmung und Steuerung der von »unten«, aus tieferliegenden und früher ausgereiften Hirnregionen eintreffende Erregungen und Impulse beteiligt. Ohne Frontalhirn kann man keine zukunftsorientierten Handlungskonzepte und inneren Orientierungen entwickeln, kann man nichts planen, kann man die Folgen von Handlungen nicht abschätzen, kann man sich nicht in andere Menschen hineinversetzen und deren Gefühle teilen, auch kein Verantwortungsgefühl empfinden. Unser Frontalhirn ist die Hirnregion, in der wir uns am deutlichsten von allen Tieren unterscheiden. Und es ist die Hirnregion, die in besonderer Weise durch den Prozeß strukturiert wird, den wir Erziehung und Sozialisation nennen.

Die lange Zeit aufrechterhaltene und bis heute vorgenommene Trennung zwischen der Hirnentwicklung und der Entwicklung des Verhaltens, Denkens und Fühlens, ja selbst des Gedächtnisses hat sich inzwischen ebenso als Irrtum erwiesen wie die Vorstellung, daß der Prozeß der strukturellen Ausreifung und Umformung des menschlichen Gehirns gegen Ende des dritten Lebensjahres weitgehend abgeschlossen sei. Inzwischen ist deutlich geworden, wie eng die Entwicklung dieser Funktionen an die Ausformung und Reifung cerebraler Strukturen gebunden ist. Um diese Strukturen ausbilden zu können, suchen und brauchen bereits Neugeborene die lebendige Interaktion mit andern Menschen. Die bereits intrauterin entstandenen neuronalen Verknüpfungen bilden nur ein vorläufiges Muster für einen noch Kontext- und nutzungsabhängig herauszuformenden späteren Zustand. Bei neuen Erlebnissen werden die dabei synchron aktivierten neuronalen Netzwerke miteinander verknüpft. Sie repräsentieren durch ihre Aktivitätsmodalität in der »Innenwelt« des Gehirns das Geschehen in der »Außenwelt« in symbolischer Weise. Ein »Wiedererkennen« findet immer dann statt, wenn die gleichen neuronalen Netze erneut aktiviert werden.

Subkortikale, zu früheren Zeitpunkten herausgeformte neuronale

Netze stehen stärker mit emotionalen Zentren in Beziehung und sind stabiler als die später entstandenen kortikalen Netzwerke. Die kortikalen Strukturen zeichnen sich durch eine besonders hohe nutzungsabhängige Plastizität und Modulationsfähigkeit aus und können subkortikal als Folge früher Erfahrungen entstandene Verschaltungsmuster überlagern. Da die subkortikalen Strukturen (Basalganglien, limbisches System) bereits früh in der Kindheit ausreifen, bleibt auch das dort angelegte implizite Gedächtnis für frühe Kindheitserfahrungen besonders lange erhalten.

Wie wenig wir über die Bedeutung nutzungsabhängiger Plastizität für die Hirnentwicklung wissen, wie rasch und wie unerwartet alte, bislang für richtig gehaltene Theorien ins Wanken geraten sind, machen neuere Untersuchungen über die mit bildgebenden Verfahren nachweisbaren entwicklungsabhängigen strukturellen Veränderungen des menschlichen Gehirns deutlich. Bei Kindern von drei bis sechs Jahren kommt es insbesondere in den frontokortikalen Hirnbereichen, die die Planung und Organisation von Handlungen sowie die Konzentrationsfähigkeit auf bestimmte Aufgaben steuern, zu einer deutlichen Volumenzunahme. Bei Jugendlichen von sechs bis zwölf Jahren läßt sich insbesondere eine verstärkte Ausformung und Vergrößerung in solchen kortikalen Regionen nachweisen, die eine besondere Bedeutung für räumliches Vorstellungsvermögen und abstraktes Denken besitzen. Kurz vor der Pubertät kommt es dann zu einer zweiten Phase des weiteren Ausbaus neuronaler Verschaltungen im frontalen Kortex, der erneut mit einer meßbaren Volumenzunahme einhergeht. Eine weitere Umstrukturierungsphase beginnt nach der Pubertät. Was während dieser Phase geschieht, wird wesentlich von der Regel »use it, or lose it« bestimmt (Giedd et al., 1999, Sowell et al. 1999 a, b).

Das alles heißt, daß nicht nur die frühe Kindheit, sondern die gesamte Jugendphase eine entscheidende Entwicklungsperiode darstellt, in der das Gehirn durch die Art seiner Nutzung gewissermaßen »programmiert« wird. Das Ausmaß und die Art der Vernetzung neuronaler Verschaltungen insbesondere im frontalen Kortex hängt also ganz entscheidend davon ab, womit sich Kinder und Jugendliche besonders intensiv beschäftigen, zu welcher Art der Benutzung ihres Gehirns sie im Verlauf des Erziehungs- und Sozialisationsprozesses angeregt werden. Konsequenterweise muß dann zumindest dieser Bereich des menschlichen Gehirns als soziales Produkt angesehen werden (vgl. Eisenberg 1995).

Diese hochkomplexen Verschaltungsmuster innerhalb des Frontalhirns, wie auch zwischen dem Frontalhirn und den anderen Bereichen der Hirnrinde und den tieferliegenden, sogenannten subkortikalen Netzwerken können nur dann ausgebildet werden, wenn Kindern bereits im Säuglingsalter vielfältige Gelegenheiten geboten bekommen, sich selbst und ihre Wirkungen auf andere Menschen wahrzunehmen. Die Fähigkeit zur Selbstwahrnehmung erwirbt ein Säugling zunächst durch passives Bewegtwerden, wie Schaukeln und Wiegen, über die damit verbundene Stimulation seines Gleichgewichtsinnes. Bereits hier werden die ersten prägenden Erfahrungen über die Verläßlichkeit der Beziehung zu den Eltern gemacht. Im Schutz des daraus resultierenden Sicherheitsgefühls kann das Kind im weiteren Verlauf seiner Entwicklung immer mehr passive Anteile in eigene Aktivitäten umwandeln: Kriechen, Krabbeln, Sitzen, Stehen, Laufen, Klettern, Springen, Balancieren sind Stationen dieser Entwicklung, die sich in ähnlicher Weise auch in anderen Bereichen (Fühlen, Sehen, Hören) vollzieht. Sie geht einher mit einer fortschreitenden Lösung der ursprünglichen Abhängigkeit des Kindes von seinen primären Bezugspersonen. Voraussetzung für diese Entwicklung sind sichere emotionale Beziehungen, die es dem Kind ermöglichen, sich immer weiter in eigene, selbst erkundete und gestaltete Bereiche vorzuwagen.

Zwischen drei und sechs Jahren erbringen die Kinder eine ganz besondere Entwicklungsleistung. Als Dreijährige, bei Eintritt in den Kindergarten, arbeiten sie intensiv an der Herausbildung ihres Ichbewußtseins. Sie lernen gerade, daß sie etwas anderes sind als die anderen.

Zwei- bis Vierjährige entdecken, daß sie einen Willen haben und daß der anders sein kann als der ihrer Eltern oder ihrer Betreuer. Nicht umsonst wird diese Phase »Trotzalter« genannt. Häufig demonstriert das Kind diesen neu entdeckten Willen mit dem ganzen Körper und seiner vollen Stimmkraft. Es ist anstrengend, ein Kind in diesem Alter zu erziehen. Man muß ständig abwägen zwischen den vernünftigen Verboten, die ein Kind vor Verletzungen, auch vor der Verfestigung eines hemmungslosen Egoismus schützen, und dem notwendigen Freiraum zur Selbstbestimmung. Aber diese Kinder sind für Verhaltensalternativen auch besonders offen. Sie verstehen, daß Eltern ihnen bestimmtes Verhalten erlauben, anderes verbieten, ohne daß sie es selbst wählen können. Eltern kostet diese Phase der Erziehung um so mehr Kraft und Zeit, je mehr sie sich wirklich um ihr Kind kümmern und es nicht etwa durch Gewalt unterwerfen wollen. Ein Kind liebevoll zu motivieren, sich immer neuen Anforderungen zu stellen und ihm auch immer wieder neue Aufgaben zu geben, an denen es sich entwickeln kann, stellt höchste emotionale und intellektuelle Anforderungen an die Erziehenden. Kindererziehung als Neben- oder Feierabendbeschäftigung kann deshalb kaum je erfolgreich gelingen.

Kinder brauchen Probleme, die sie überwinden und an denen sie wachsen können. Besonders die sogenannten verwöhnten Kinder, denen nie der Verzicht auf bedingungslose Zuwendung und Beachtung zugemutet wird und die alles bekommen, was sie verlangen, bleiben so leicht auf der Entwicklungsstufe eines Kleinkindes stehen. Wenn die Eltern alle Probleme beiseite räumen, hindern sie ihre Kinder daran, die Erfahrung machen zu können, daß es möglich ist, Probleme mit Hilfe anderer (der Eltern) zu lösen. Kinder, denen diese wichtige Erfahrung vorenthalten wird, richten sich nur nach ihren eigenen Wünschen, Vorstellungen und Bedürfnissen. Sie bleiben selbstbezogen, trotzig, tyrannisch. Zur Bewältigung der altersentsprechenden Aufgaben fehlen ihnen wichtige Ichfunktionen wie Interesse und Aufmerksamkeit an der Lösung von Aufgaben. Ihr Ich ist zu dünnhäutig, überempfindsam und zu reizoffen. Allzu leicht fühlen sich diese Kinder ganz einfach überfordert, wenn in Kindergarten und Schule von ihnen verlangt wird, sich an bestimmte Regeln zu halten, umsichtig und rücksichtsvoll zu sein, ihre Aufmerksamkeit auf eine bestimmte Sache zu lenken und Handlungen vorausschauend zu planen. Obwohl die intellektuelle Entwicklung dieser Kinder in manchen Aspekten durchaus altersgerecht erscheint, sind sie in ihrer emotionalen und sozialen Reifung im Grunde auf der Stufe eines Kleinkindes stehengeblieben.

Alles, was Kinder daran hindern, mit anderen Menschen

in eine aktiver Interaktion zu treten, ihre bisher erworbenen Fähigkeiten und Fertigkeiten zu erproben und weiterzuentwickeln, unterstützt dies in fataler Weise. Kinder, die täglich viele Stunden gleichsam wie angeschnallt allein vor einem Fernsehgerät zubringen, sind zur Passivität verurteilt. Sie werden von bunten Bildern, Handlungsfetzen, Aktionsbruchstücken und ständig neuen, emotional erregenden Eindrücken und angstauslösenden Vorstellungen überflutet. Auf ihre Fragen bekommen sie keine Antworten, ihre Vorschläge hört niemand, sie können nichts ändern, nichts verhindern und auch nicht helfend eingreifen. Was in ihnen zurückbleibt, ist die Erfahrung, daß es auf ihr eigenes Denken und Handeln nicht ankommt, daß ihre selbständige Suche nach Lösungen nutzlos ist, daß das Geschehen abläuft, ohne daß sie selbst darauf Einfluß nehmen können. Solche Kinder können nur schwer das Gefühl eigener Handlungskompetenz, eigener Gestaltungsfähigkeit und eigener Bedeutsamkeit entwickeln. Sie werden so allzu leicht zu Konsumenten, die nur noch »haben« wollen und »nehmen« können. Weil sie keine Gelegenheit hatten, sich selbst einzubringen, fehlt ihnen die Erfahrung für das, was »Geben« bedeutet. Sie sind und bleiben damit allein und schutzlos ihren Ängsten ausgeliefert.

Unsicherheit und Angst stören die Integration und Organisation komplexer neuer Wahrnehmungen und Reaktionsmuster. Sie zwingen das Kind zum Rückgriff auf ältere, bereits gebahnte Bewältigungsstrategien. Eine über die bereits vorhandenen Möglichkeiten hinausgehende Fortentwicklung der eigenen Fähigkeit zur Integration, Bewertung und Filterung komplexer Wahrnehmungen kann unter diesen Bedingungen nicht gelingen. Diese Fähigkeit kann nur dann entwickelt werden, wenn diese Erfahrungen in einem zusammenhängenden Kontext erlebt werden, wenn sie an bereits Vorhandenes anknüpfen und zeitlich in ein »Vorher« und »Nachher« geordnet sind. Ein Zustand, bei dem alle Wahrnehmungen gleichzeitig und ungeordnet auf einen Menschen hereinprasseln, ist selbst für Erwachsene unerträglich, für Kinder erst recht. Er macht Angst und setzt gewissermaßen all das außer Kraft, was normalerweise vom Frontalhirn geleistet werden muß, aber angesichts des dort herrschenden Durcheinanders nicht geleistet werden kann.

Selbst Erwachsene reagieren unter solchen Bedingungen »kopflos«, beginnen hektisch umherzurennen oder sinnlos mit dem Bein zu wippen, können sich auf nichts mehr richtig konzentrieren und reagieren womöglich mit einem impulsiven Wutausbruch. Und Kindern geht es mit ihrem noch sehr beschränkten Repertoire an eigenen Möglichkeiten erst recht so, vor allem dann, wenn keiner da ist, der ihnen hilft. Die Folgen dieser Überlastung bzw. des mangelnden Reizschutzes unterscheiden sich allerdings dramatisch zwischen Kindern und Erwachsenen. Wenn ein Erwachsener die komplexen Verschaltungen seines Frontalhirnes zur adäquaten Lösung von Problemen eine Zeitlang wegen Überlastung, Angst und Streß nicht benutzen kann, so bleiben sie ihm doch immerhin erhalten, und er kann später, wenn »das Trommelfeuer« vorbei ist, wieder darauf zurückgreifen. Ein Kind muß diese Verschaltungen jedoch erst entwickeln. Es kann sie in seinem Frontalhirn nur dann ausbilden, festigen und bahnen, wenn ihm auch die Möglichkeit geboten wird, diese komplexen Verschaltungen erfolgreich zur Lösung seiner Probleme und zur Bewältigung neuer Anforderungen zu nutzen. Dazu braucht jedes Kind – je kleiner es ist, um so mehr – Reizschutz (in Form sicherer emotionaler Beziehungen) und Orientierungshilfen (in Form kompetenter, Orientierung bietender Erzieher und Erziehungshilfen, z. B. Rituale, Geschichten, Märchen und Spiele). Findet ein solches Kind auch später niemanden, der ihm hilft, dieses Defizit zu überwinden, wird es sich auch weiterhin nicht anders gegen Überlastung, Angst und Streß wehren können als durch sinnlose Hektik, sprunghafte Aufmerksamkeitswechsel und gelegentliche Wutausbrüche.

»Das Zeitalter der Angst ist angebrochen«, so interpretiert Jean M. Twenge (2000) die Ergebnisse ihrer Metaanalyse zum Thema Angst. Ihre Untersuchung umfaßte 296 Studien des Zeitraums 1952 bis 1993, in denen die Angstzustände und neurotische Störungen von 12 056 Schulkindern und 40192 Studenten erhoben worden waren. Die Nennung von Angstzuständen stieg seit den 50er Jahren sowohl bei Kindern als auch bei Studenten linear an. Die ausgewählten Studien erhoben das Ausmaß an Angst in der Grundstimmung der befragten Kinder mit Hilfe der Children's Manifest Anxiety Scale (CMAS). Aus Twenges Studien-Vergleich geht hervor, daß die durchschnittlichen CMAS-Werte 1954 15,08 betrugen und 1988 bereits 24,33 – ein Anstieg um 62 Prozent. Eine 1957 durchgeführte Untersuchung an Kindern, die sich in psychiatrischer Behandlung befanden, weist einen durchschnittlichen CMAS-Wert von 20,82 aus. Der durchschnittliche CMAS-Wert von »normalen« Kindern, die zwischen 1980 und 1988 untersucht wurden, lag bei 23,26. Gesunde Kinder der 80er Jahre verspürten also bereits deutlich mehr Angst als solche, die sich in den 50er Jahren in der Psychiatrie befanden. Generell hat die alltägliche Präsenz von Bedrohungen seit den 50er Jahren stark zugenommen. Gewalt, Terrorismus, Kriegsgefahr, atomare Bedrohung, Umweltzerstörung und neue Krankheiten sind täglich in den Medien. Das geht an den Kindern nicht spurlos vorüber. Der zweite Risikofaktor ist ein zunehmender Trend zur Individualisierung. Die stetig zunehmende Autonomie des Einzelnen eröffnet zwar größere Freiheiten, sie birgt aber auch die Gefahr der Isolation und Einsamkeit. Das macht Angst. Den Studien ist zu entnehmen, daß auch das Mißtrauen gegenüber anderen Menschen im Untersuchungszeitraum deutlich gestiegen ist.

Angst und Streß, ständige Reizüberflutung, mangelnder Selbstschutz, unsichere emotionale Bindungen, Über- wie auch Unterforderung sind nur einige der Gründe, die Kinder daran hindern können, hinreichend komplexe neuronale Vernetzungen in ihrem Frontalhirn auszubilden. Als Kleinkinder können sie nicht richtig spielen. Sie sind dauernd in Bewegung, leicht ablenkbar, und finden nur schwer eine konstruktive Beziehung zu anderen Kindern. Oft sind sie sich keiner Grenzen und Gefahren bewußt. Sie platzen mit Antworten heraus, ohne das Ende einer Frage abzuwarten, und unterbrechen andere ohne Hemmungen. Unfähig, sich längere Zeit auf eine gestellte Aufgaben zu konzentrieren, kommt es spätestens mit der Einschulung zu gravierenden Problemen.

Diese Defizite treten oft erst dann zutage, wenn die Anforderungen gesteigert werden, wenn Menge und Komplexität der zu verarbeitenden Information anwächst, wenn Geschwindigkeit,

Ausdauer und Gründlichkeit gefordert werden. Läßt man die Kinder nach ihrem Tempo arbeiten, wird Hilfestellung gegeben, mehr Unterstützung gewährt, so mindern sich auch die Auswirkungen dieser Störung.

Es gibt eine ganze Reihe von Untersuchungen, die darauf hindeuten, daß etwa 20–30 % der Grundschüler Verhaltens- und Lernstörungen aufweisen; bei etwa 5 % der Grundschüler sind diese Auffälligkeiten so gravierend, daß sie als behandlungsbedürftige psychiatrische Störungen einzustufen sind (vgl. z. B. Bürgin 1984, Haffner et al. 1998, Remschmidt 1992, Specht 1992, Steinhausen 1995).

Lehrer mit langjähriger Schulerfahrung berichten, daß die Schüler in den letzten Jahren allgemein unruhiger und nervöser geworden sind. Die Gründe dafür sind komplex. Einig sind sich die Fachleute darüber, daß der zunehmende Medienkonsum (Fernsehen, Video, Computergames, Musik) die Kinder unruhig macht. Ein weiterer Faktor, der zur Unruhe vieler Kinder beiträgt, sind die »modernen« Unterrichtsformen. Bei »offenem« Unterricht ohne klare Führung werden »ADHS-Kinder« besonders anfällig für störende Verhaltensweisen, während dieselben Kinder bei »konventionellen« Lehrern, die gut strukturiert unterrichten und klar anleiten, oft ruhiger und konzentrierter arbeiten können. Die Tatsache, daß mehr Knaben als Mädchen extrovertierte Verhaltensstörungen entwickeln, scheint u. a. auch mit der gegenwärtigen Rolle der Väter zusammenzuhängen. Viele Väter sind offenbar unfähig, ihren Söhnen brauchbare Orientierungen und Perspektiven zu bieten.

4. Alte Vorstellungen beginnen zu wanken

Neue Erkenntnisse aus der ADHS-Forschung

Nichts, was lebendig ist, kann auf immer und ewig so bleiben, wie es einmal war. Das gilt für jede einzelne Zelle ebenso wie für einen ganzen Organismus mit all seinen Organen, nicht zuletzt auch für ein Gehirn und all das, was es hervorbringt. Zwar neigen wir dazu, unsere einmal gewonnenen Vorstellungen über die Ursachen bestimmter Phänomene als endgültig und unabänderlich anzusehen. Wir können aber nicht verhindern, daß früher oder später Wissen hinzukommt, daß wir neue Erfahrungen machen, die mit dem alten Weltbild nicht übereinstimmen und die uns zwingen, unsere einmal entwickelten Vorstellungen und Erklärungen an den neuen Kenntnisstand anzupassen.

In diesem Kontext ist auch die Diskussion über die Ursachen von »ADHS« zu sehen. Ursprünglich entwickelt wurde die Vorstellung eines Dopaminmangels allein aufgrund der Beobachtung, daß die Gabe von Substanzen, die die Dopaminfreisetzung im Gehirn stimulieren, zu einer Verringerung der Symptomatik bei hyperkinetischen und aufmerksamkeitsgestörten Kindern führte. Wenn es also durch die pharmakologische Stimulation der Dopaminfreisetzung zu einer Normalisierung des Verhaltens dieser Kinder komme, so lautete die simple Schlußfolgerung aus dieser Beobachtung, müsse die Ursache dieser Störungen eine unzureichende Aktivität des dopaminergen Systems im kindlichen Gehirn sein. Daß die bereits damals als »Aufputschmittel« bekannten Amphetamine eigentlich noch weiter antriebssteigernd wirken und die Impulskontrolle noch weiter senken müßten, hat die frühen Verfechter dieser Theorie damals wenig gestört; genausowenig wie die Tatsache, daß sie zur Stützung ihrer Hypothese nichts weiter vorzuweisen hatten als eben die beobachtete Besserung der Symptomatik nach der Verabreichung von Amphetaminen. Bis heute ist es noch immer nicht gelungen, das damals vermutete »Dopamindefizit« im Gehirn von ADHS-Kindern zweifelsfrei nachzuweisen. Wenn sich die einmal in die Welt gesetzte Erklärung dennoch bis heute gehalten hat, so muß es dafür Gründe geben, die nichts oder nur wenig mit dem zu tun haben, was sich im Gehirn dieser hyperkinetischen und aufmerksamkeitsgestörten Kinder abspielt. Diese Gründe sind auch für den Laien schnell auszumachen:

1. Es gibt viele ratsuchende, verzweifelte Eltern, die nicht mehr weiterwissen und sich vordergründig entlastet fühlen, wenn sie hören, daß ein biologischer Defekt in Form eines »Dopamindefizits« im Gehirn ihrer Kinder für die Probleme verantwortlich sei, die sie mit ihrem Kind haben und die ihr Kind mit ihnen und anderen Menschen hat.
2. Es gibt viele Ärzte, die diesen Eltern helfen wollen, nach einfachen, schnell wirksamen Rezepten suchen und deshalb Ritalin® verordnen.
3. Es gibt viele Eltern, die froh sind, solch ein einfaches und offenbar auch recht wirksames Mittel zur Behebung der Probleme ihres Kindes und ihrer eigenen Probleme gefunden zu haben. Auch viele Lehrer und Erzieher sind angesichts der raschen Beruhigung der »Störenfriede« begeistert.
4. Und nicht zuletzt gibt es auch noch eine ganze Menge Leute, die sich darüber freuen, daß ein so billiges Präparat derartig gute Umsätze erzielt, und alles, was in ihrer Macht steht, auch tun, damit ihre Gewinne nicht geschmälert, sondern noch weiter gesteigert werden können.
   Angesichts dieser Interessenlagen fällt es kaum noch ins Gewicht, daß es darüber hinaus
5. auch noch genügend ADHS-Forscher gibt, die diesen Rückenwind nutzen, um entweder wissenschaftliche Aner-

kennung, Forschungsgelder oder auch nur Dankbarkeit zu ernten, und durch den Einsatz immer neuer Techniken und Verfahren das alte Welt- und Wunschbild so vieler Interessenten mit ihren an Tiermodellen oder an ADHS-Patienten gewonnenen »objektiven« wissenschaftlichen Befunden stützen. Was sie bei ihrer Suche alles herausgefunden haben, soll im folgenden etwas genauer betrachtet werden.

Die im Gehirn von ADHS-Patienten gefundenen Veränderungen

Weltweit ist inzwischen etwa eine Viertelmillion wissenschaftlicher Beiträge erschienen, in denen all die vielen Abweichungen der Struktur und Funktion des Gehirns von ADHS-Patienten gegenüber gleichaltrigen, »normalen« Kontrollpersonen beschrieben sind. Das Spektrum dieser Veränderungen ist beeindruckend. Es reicht von den am einfachsten feststellbaren Fehlern und Defiziten bei der Lösung bestimmter Testaufgaben über nur noch mit komplizierten Apparaten feststellbare Abweichungen der Arbeitsweise des Gehirns bis hin zu Veränderungen der chemischen Zusammensetzung der Rückenmarksflüssigkeit. Die Mehrzahl dieser Untersuchungen wurde an Schulkindern und Jugendlichen durchgeführt, manche auch erst bei erwachsenen ADHS-Patienten, also zu einem Zeitpunkt, an dem die Verhaltensstörung in der Mehrzahl der Fälle bereits über Jahre hinweg entscheidenen Einfluß darauf genommen hatte, wie diese Patienten ihr Gehirn benutzten. Ob diese so spät festgestellten Veränderungen bereits vorhanden waren, als die Kinder die ersten Symptome von ADHS zeigten, also im Kleinkind- oder Kindergartenalter, ist bisher kaum untersucht worden.

Solange man aber nicht weiß, welche Veränderungen am Beginn einer Störung auftreten und welche erst im weiteren Verlauf entstehen, läuft man ständig Gefahr, die erst später auftretenden und dann meist auch gut meßbaren Folgen für die

Ursachen der Störung zu halten. So geht es uns heute, wenn wir all die vielen im Gehirn von ADHS-Patienten gemessenen Veränderungen einzelner neurobiologischer Parameter bewerten sollen, nicht viel anders als den Ärzten vor der Entdeckung der bakteriellen Erreger von Infektionskrankheiten. Feststellen konnten sie bei einem infizierten Menschen vieles, den erhöhten Puls, das Fieber, die veränderte Zusammensetzung des Urins. Hätten sie damals bereits über die heute verfügbaren Techniken verfügt, so wäre die Liste der im Verlauf einer Infektionskrankheit meßbaren Veränderungen ähnlich lang geworden wie die der heute angeblich festgestellten »Anomalien« im Gehirn von ADHS-Patienten. Dennoch handelt es sich – wie man inzwischen weiß – bei all diesen im Verlauf einer Infektionskrankheit objektiv meßbaren Veränderungen einzelner physiologischer und biochemischer Parameter nicht um die Ursachen, sondern um ganz normale Reaktionen des Körpers auf eine primäre Störung. Im Fall der Infektionskrankheit ist diese primäre Störung inzwischen bekannt. Deshalb verschreiben umsichtige Ärzte nicht primär kreislaufstabilisierende und fiebersenkende Mittel, sondern ein Antibiotikum, und das auch nur dann, wenn die Gefahr besteht, daß die eigene Abwehrkraft des Patienten nicht ausreicht, um die Erreger an ihrer weiteren Ausbreitung zu hindern. Im Fall von ADHS kennen wir die primäre Störung nicht. Ob im Gehirn dieser Kinder tatsächlich zu wenig (oder vielleicht auch zu viel) Dopamin freigesetzt wird, läßt sich auch mit Hilfe der neuen bildgebenden Verfahren nicht nachweisen. Und alle Veränderungen einzelner Parameter, die man mit diesen Techniken messen kann, liefern nur sehr indirekte Hinweise auf eine veränderte Aktivität des dopaminergen Systems. Auch alle in den letzten Jahren mit Hilfe molekularbiologischer Techniken unternommenen Anstrengungen, eine charakteristische, nur bei ADHS-Patienten vorkommende Störung oder einen spezifischen Defekt auf der Ebene der genetischen Anlagen festzustellen, sind bisher erfolglos geblieben. So stehen wir heute vor einem Berg von Befunden, die eine Vielzahl von Veränderungen einzelner Parameter im Gehirn von ADHS-Patienten beschreiben. Wir wissen jedoch nicht, welche dieser Veränderungen primär, also von Anfang an vorhanden waren, und welche erst später, als sekundäre Folgen einer solchen primären Störung aufgetreten sind.

Die bisher beobachteten Veränderungen einzelner neurobiologischer Parameter im Gehirn von Kindern, Jugendlichen – und in letzter Zeit auch Erwachsenen – mit ADHS sind als »Anomalien« auf verschiedenen Ebenen beschrieben worden (Übersichten in Faraone und Biederman 1998, Krause 2000):

1. Anomalien auf der Ebene einzelner Transmittersysteme (Untersuchungen mit Hilfe neurochemischer, molekularbiologischer und bildgebender Verfahren)
   - erniedrigte Konzentration von HVA (Dopaminmetabolit) im Liquor und von MHPG (Noradrenalinmetabolit) im Urin (beides in Nachuntersuchungen nicht bestätigt)
   - verminderter Umsatz von F-18-DOPA im präfrontalen Kortex (fragwürdige PET-Untersuchungen)
   - Erhöhte Dichte von Dopamintransportern im Striatum
2. Anomalien auf morphologischer Ebene (Untersuchungen mit Hilfe bildgebender Verfahren, z. B. Computertomographie)
   - Volumenverringerung des Frontallappens (besonders rechtsseitig), des Corpus callosum, der Basalganglien (besonders Nc. caudatus, rechtsseitig), des Globus pallidus und des Cerebellums
3. Anomalien auf der Ebene der Wahrnehmung und Verarbeitung sensorischer Reize (neurophysiologische Untersuchungen)
   - erhöhte frontale Beta-Aktivität
   - verlangsamte Aktivität über frontalem Kortex
   - erniedrigte Amplituden von ereigniskorrelierten Potentialen
   - motorisches Inhibitionsdefizit
   - verminderte Wahrnehmungsfähigkeit von optischen Reizen im linken visuellen Feld
   - Schwierigkeiten bei optischen, räumlich-konstruktiven und perzeptiven Leistungen
   - Störungen bei der Wahrnehmung akustischer Reize
4. Anomalien auf der Ebene der globalen neuronalen Aktivität einzelner Hirnregionen (Untersuchungen mit Hilfe bildgebender Verfahren, d. h. f-NMR, PET, SPECT)
   - verringerte Aktivierbarkeit verschiedener Hirnregionen (präfrontaler Kortex, besonders linksseitig, Basalganglien, Parietallappen) durch Teststimuli, die inhibitorische Reaktionen auslösen sollen

- veränderte Aktivierbarkeit verschiedener Regionen nach akuter Methylphenidatgabe bei ADHS-Patienten gegenüber gesunden Kontrollen

5. Anomalien auf der Ebene der Verhaltenssteuerung (neuropsychologische Untersuchungen)
   - vermehrt impulsiv begangene Fehler bei Aufmerksamkeitstests
   - längere Reaktionszeiten bei erzwungenen Entscheidungen
   - Defizite der kognitiven Flexibilität, des Arbeitsgedächtnisses, der Interferenzkontrolle und des (motorischen) Inhibitionsvermögens bei Verhaltenstests für exekutive Funktionen

Wo immer die Forscher bisher im Gehirn von ADHS-Kindern und Jugendlichen mit hinreichend feinen Meßverfahren nach Veränderungen gesucht haben, sind sie auch fündig geworden. Das Gehirn dieser Kinder hat sich, so scheint es, in vielfältiger Weise anders strukturiert und entwickelt als das von »normalen« Kindern. Sie haben es ja auch über Jahre hinweg anders benutzt.

In gewisser Weise ist die Situation der ADHS-Forscher vergleichbar mit der von Bodenkundlern, die herauszufinden versuchen, weshalb auf einem Acker die Erträge zurückgehen, nachdem dort über Jahre hinweg immer nur Zuckerrüben angebaut worden sind. Der Nährstoffgehalt des Bodens ist dann ebenso verändert wie die Artenzusammensetzung der dort lebenden Bakterien, Algen, Kleinstlebewesen, Würmer, Schnecken und Insekten. Selbst das Unkraut, das auf einen solchen Acker dann noch wächst, ist anders als das auf normalen Äckern. All diese vielen Veränderungen kann man messen, kartieren und auswerten. Man kann auch versuchen, Dünger zu streuen und Mist unterzugraben. Auf diese Weise lassen sich die Erträge womöglich sogar wieder steigern. Aber die Ursache der Misere hat man durch dieses Vorgehen weder erkannt noch beseitigt. Denn für die zurückgehenden Erträge ist nicht der Nährstoffmangel, sondern die jahrelange Monokultur verantwortlich, die den Boden in einseitiger Weise belastet und ausgelaugt hat.

Die Ursachen dieser Veränderungen

Als das ursprüngliche Konzept der neurobiologischen Grundlagen von ADHS entwickelt worden ist, war die Vorstellung noch weit verbreitet, daß die Herausformung neuronaler Verschaltungen im sich entwickelndem Gehirn quasi automatisch (durch ein genetisches Programm gesteuert) erfolgt. Inzwischen ist deutlich geworden, in welch hohem Maß die im Gehirn angelegten neuronalen Netzwerke und synaptischen Verschaltungen durch die jeweiligen, individuell vorgefundenen Nutzungsbedingungen herausgeformt und stabilisiert werden. Vor allem mit Hilfe bildgebender Verfahren konnte sogar noch bei Erwachsenen gezeigt werden, daß es durch veränderte Nutzungsbedingungen zu bis dahin unvorstellbaren Reorganisationsprozessen (nach Extremitätenamputationen), zu unerwarteten morphologischen Anpassungen (z.B. nutzungsabhängige Vergrößerung des Hippocampus), zu Änderungen der synaptischen Dichte, der neuronalen Konnektivität und der globalen metabolischen Aktivität in einzelnen Verarbeitungszentren (z.B. in spezifischen kortikalen Regionen) kommt, wenn diese besonders häufig und intensiv aktiviert, d.h. benutzt werden.

Derartige adaptive Modifikationen neuronaler Verschaltungen sind um so leichter auslösbar, werden um so rascher stabilisiert und strukturell verankert und beeinflussen die weitere Nutzung und Ausformung anderer neuronaler Netzwerke um so nachhaltiger, je weniger ausgereift, gefestigt und gebahnt die im Gehirn bereits angelegten Verschaltungen sind. Sehr früh während der Individualentwicklung auftretende Störungen oder Veränderungen der bisherigen Nutzungsbedingungen können daher zu ganz erheblichen funktionellen, strukturellen, ja sogar morphologischen Anpassungen der neuronalen Matrix führen, die im späteren Verlauf des Entwicklungsprozesses oftmals nur schwer durch nunmehr entsprechend modifizierte Nutzungsbedingungen korrigierbar sind (Übersicht in Hüther 1998).

Die Bedeutung und das Ausmaß dieser erfahrungs- bzw. nutzungsabhängigen Plastizität (»experience-dependent-plasticity«) des sich entwickelnden Gehirns ist vor allem in tierexperimentellen Untersuchungen deutlich geworden. Das Spektrum beeindruckender Beispiele reicht von der Vergrößerung der synaptischen Dichte des Dendritenbaumes, ja sogar der Dicke des Kortex von Ratten, die in sogenannten »enriched environments« aufgezogen wurden (vgl. Hüther 1998), bis hin zu charakteristischen Unterschieden in der Ausbildung des Hippocampus der Nachkommen von besonders »sensiblen« oder besonders »unachtsamen« Rattenmüttern (Liu et al. 2000).

Wer die prinzipielle Übertragbarkeit dieser Befunde auf die Entwicklung des kindlichen Hirns bestreiten wollte, müßte behaupten, die Herausbildung des menschlichen Gehirns sei stärker genetisch determiniert und weniger durch individuell gemachte Erfahrungen bestimmt, als das bei Ratten der Fall ist. Unter Berücksichtigung der enormen Plastizität des menschlichen Hirns und der bisherigen Kenntnis des Ausmaßes und der Bedeutung nutzungsabhängiger adaptiver Modifikationen seiner Struktur und Funktionen stellt sich sehr ernsthaft die Frage, auf welcher Ebene man eigentlich keine »Anomalien« im Gehirn von ADHS-Patienten finden sollte, nachdem diese ihr Gehirn oftmals bereits jahrelang offensichtlich ganz anders als »normale« Kinder und Jugendliche benutzt haben.

Daß all diese »Anomalien«, nachdem sie einmal entstanden und stabilisiert worden sind, anschließend ihrerseits an der Aufrechterhaltung des »anomalen« Verhaltens (der ADHS-Symptomatik) beteiligt sind, ändert wenig an der Schlußfolgerung, daß es sich bei der Mehrzahl der bisher im Gehirn von ADHS-Patienten beobachteten Besonderheiten oder Abweichungen vom »Normalem« nicht um Ursachen, sondern um zwangsläufige Folgen einer besonderen Art der Nutzung des Gehirns während der Phase der kindlichen Hirnentwicklung handelt.

Was aber primär dazu führt, daß bestimmte Kinder ihr Gehirn anders, eben auf die für ADHS spezifische Weise zu nutzen beginnen, bleibt nach wie vor offen. Nach Ansicht der maßgeblichen Experten auf dem Gebiet der ADHS-Forschung ist die Ursache hierfür in der unzureichenden Freisetzung bestimmter Botenstoffe im Gehirn dieser Kinder zu suchen, und zwar insbesondere desjenigen Botenstoffes, dessen Freisetzung durch die Gabe von Amphetaminen stimulierbar ist: Dopamin. (Seit 01.03. 2005 ist die Substanz Atomoxetin [Strattera®] auf dem Markt, die sich über die Regulation des Noradrenalinstoffwechsels ebenfalls auf die Dopaminfreisetzung auswirkt.) Was sie damit meinen, ist für jeden schwer zu verstehen, der nicht weiß, wozu die Nervenzellen im Gehirn diesen Botenstoff überhaupt brauchen, und was passiert, wenn davon entweder zu wenig oder zu viel freigesetzt wird.

So wie wir Worte und Sprache benutzen, um miteinander zu kommunizieren, verwenden Nervenzellen elektrische Impulse und chemische Botenstoffe, um Informationen im Gehirn weiterzuleiten. Wenn eine Nervenzelle erregt wird, breitet sich der Impuls blitzartig auf ihrer gesamten Oberfläche bis zu den Enden ihrer langen, oft vielfach verzweigten Fortsätze aus, aber dort, kurz vor der nächsten Nervenzelle, ist Schluß. Hier klafft ein nur mit dem Elektronenmikroskop zu sehender Spalt, der aber wie ein Bruch in einem Stromkabel jede weitere Ausbreitung der Erregung unterbricht. Jetzt geht es nur noch mit einem Trick weiter. Von jeder Nervenzellendigung (Synapse) wird immer dann, wenn ein elektrischer Impuls ankommt, eine chemische Substanz abgegeben, ein Neurotransmitter. Dieser Botenstoff gelangt durch den Spalt auf die andere Seite zur nächsten Nervenzelle und löst dort eine erneute Erregung aus. So springt die Erregung von einer Nervenzelle zur nächsten, breitet sich über die Verzweigungen immer weiter aus und kann so überall dorthin gelangen, wo diese Äste hinführen, von einem in ein anderes oder gar in mehrere andere Netzwerke. In diesen Netzen können mehrere Erregungen gleichzeitig eintreffen und sich gegenseitig »aufschaukeln«. Bestimmte Nervenzellen dieser Netze geben ihrerseits wieder bestimmte Botenstoffe ab, die die Erregbarkeit nachgeschalteter Nervenzellen entweder vermindern oder erhöhen. So können die eingehenden Erregungen sowohl abgebremst als auch verstärkt und damit in bestimmte Bahnen gelenkt werden.

Das Netz von Verbindungen zwischen den Milliarden von Nervenzellen in unserem Gehirn ist nicht nur viel dichter als jedes Wegenetz, das wir uns vorstellen können, es hat auch viel mehr Verzweigungen. Es gibt kleinere, lokale Netzwerke mit besonders engen Verschaltungen, in denen ganz bestimmte Informationen verarbeitet werden. Diese lokalen Netze sind mit anderen lokalen Netzen über Nervenfasern verbunden und bilden so größere, komplexe Netzwerke. Zwischen denen der rechten und der linken Hirnrinde gibt es enge Verschaltungen, ebenso wie zwischen denen in höher- und tiefergelegenen Hirnregionen. Von den Sinnesorganen und anderen Bereichen des Körpers münden Nervenbahnen in ganz bestimmte dieser lokalen Netze ein, und andere führen aus diesen Netzen heraus hin zu jeder einzelnen Muskelfaser, allen Drüsen und Organen.

Unser Gehirn enthält aber nicht nur Nervenbahnen, auf denen Informationen in Form elektrischer Erregungen in das Gehirn hinein-, dort in allen möglichen Netzen hin- und an irgendeiner Stelle wieder hinausgelangen. Es enthält auch noch solche, die nichts weiter machen, als zu beeinflussen, welchen Weg diese Erregungen entlanglaufen und mit welcher Geschwindigkeit sie vorankommen. Ohne diese Nervenzellen, die mit ihren Fortsätzen das gesamte Gehirn überziehen und selbst gar nicht am Verkehr teilnehmen, sondern nur den Verkehr lenken, würde unser Gehirn wie ein einfacher Computer funktionieren, bei dem man vorn etwas eingibt und hinten etwas herausbekommt.

Diese Nervenzellen sind als kleine Zellgruppen in den tieferen und hinteren Bereichen des Gehirns angeordnet. Ihre Fortsätze reichen, wie die Äste eines Baumes, in alle höher und entfernter liegenden Hirngebiete und bilden dort feinste Fasern, wie ein dichtes Gebüsch, an deren Enden (gewissermaßen den Knospen dieses Buschwerks) ein bestimmter Botenstoff ausgeschüttet wird. Er beeinflußt nun die in diesen unterschiedlichen Regionen zwischen den Nervenzellen ablaufenden »Unterhaltungen« in charakteristischer Weise, gibt manchen »Gesprächen« mehr, anderen weniger Gewicht, bremst die Ausbreitung von Erregungen in bestimmten Regionen und fördert sie in anderen und trägt so dazu bei, daß alles, was in diesen zum Teil weit auseinanderliegenden regionalen Netzwerken passiert, stärker aufeinander abgestimmt, harmonisiert und globalisiert wird.

Die Informationsverarbeitung im Zentralnervensystem (ZNS) wird heute als ein gleichzeitig seriell und parallel ablaufender Prozeß der Aktivierung multifokaler, eng miteinander verschalteter neuronaler Netzwerke verstanden. Jedes dieser Netzwerke besitzt strukturell festgelegte Verschaltungsmuster mit anderen Netzwerken, die im Verlauf der Ontogenese herausgebildet und zeitlebens durch die Art ihrer Nutzung um- und überformt werden (»experience-dependent plasticity«). Die Aktivität und die Effizienz der in verschiedenen Bereichen des ZNS operierenden lokalen Netzwerke wird durch »überregionale« Systeme mit weitreichenden und überlappenden Projektionen beeinflußt und aufeinander abgestimmt (Übersicht in Mesulam 1990). Eines dieser globalen Systeme ist das zentrale noradrenerge System. Seine Neurone sind im Locus coeruleus und den katecholaminergen Kernen des Hirnstammes lokalisiert. Ihre vielfach verzweigten Axone erreichen praktisch alle Bereiche des ZNS und beeinflussen die Aktivität der dort angelegten lokalen Netzwerke. Das noradrenerge System wird immer dann aktiviert und schüttet an den Enden seiner Fortsätze vermehrt Noradrenalin als Botenstoff aus, wenn etwas Unerwartetes, Neuartiges, Aufregendes wahrgenommen wird, das nicht sofort durch ein bereits gebahntes Verhaltensmuster beantwortet werden kann und deshalb zu einer sich ausbreitenden unspezifischen Erregung führt. Zugleich mit diesem noradrenergen System wird auch das dopaminerge System mit aktiviert. Es besteht aus mehreren Zellgruppen, deren fein verzweigte Fortsätze in unterschiedliche Hirnregionen reichen und dort vermehrt Dopamin ausschütten (nigrostriatales, mesolimbisches, mesokortikales und tubero-infundibuläres dopaminerges System). Ein ebenfalls globalisierendes Transmittersystem, das mit einer gleichbleibenden Feuerungsrate den gesamten Tag über aktiv ist, das durch äußere Stimuli in seiner Aktivität nicht beeinflußt wird und nur während des Schlafes, speziell im Traumschlaf völlig zur Ruhe kommt, ist das serotonerge System. Sein Ursprungsgebiet liegt im Hirnstamm, und der an den Enden seiner Fortsätze in alle Hirnregionen ausgeschüttete Transmitter heißt Serotonin.

Eines dieser übergeordneten Leitsysteme benutzt nun eben als Botenstoff eine chemische Substanz, die Dopamin heißt. Dieses System springt immer dann an und schüttet vermehrt Dopamin aus, wenn etwas Neues, Aufregendes passiert ist. Welche Auswirkungen diese vermehrte Dopaminausschüttung auf die Arbeitsweise des Gehirns hat, läßt sich sehr gut anhand der Wirkungen von Amphetaminen illustrieren. Diese auch als Psychostimulantien oder Aufputschmittel bezeichneten Substanzen werden im Gehirn von den Nervenenden, die das Dopamin als Botenstoff verwenden, aufgenommen. Die für die Wiederaufnahme des ausgeschütteten Dopamins verantwortlichen Dopamintransporter verwechseln diese Substanzen gewissermaßen mit Dopamin und befördern sie in das Innere der dopaminergen Nervenenden. Dort bewirken sie die Ausschüttung des in den Speichervesikeln bereitgehaltenen Dopamins und hemmen gleichzeitig dessen Wiederaufnahme und Abbau. Das Gehirn wird also nach der Einnahme von Amphetaminen gewissermaßen mit Dopamin überflutet. Die Folge ist eine massive Verstärkung der normalerweise durch die dosierte und kontrollierte Dopaminfreisetzung ausgelösten, antriebssteigernden, wachmachenden und wachhaltenden Effekte.

Amphetamine wurden im Zweiten Weltkrieg von Jagdfliegern zur Leistungssteigerung und zur Mobilisierung letzter Reserven benutzt. Sie besitzen aufgrund ihrer stimulierenden Wirkung eine besondere Attraktivität für Menschen, die sich in einen enorm wachen, agilen und antriebsstarken Zustand versetzen wollen. In der Drogenszene werden Amphetamine unter verschiedenen Bezeichnungen (Speed, Dope, Koks etc.) gehandelt und eingenommen. Da sie dann am stärksten wirken, wenn sie im Gehirn besonders rasch anfluten, werden sie am liebsten direkt in die Blutbahn injiziert oder aber geschnupft. Der antriebssteigernde Rausch dauert jedoch nur kurz, denn wenn die Dopaminspeicher im Gehirn erst einmal leergefegt sind, kann kein weiteres Dopamin ausgeschüttet werden. Das entspeicherte Dopamin wird relativ rasch abgebaut, und neues muß erst allmählich aus einer Vorstufe, dem L-DOPA (einer Substanz, die man auch als Medikament zur Behebung des Dopaminmangels bei Parkinson-Patienten einsetzt), bzw. aus dessen Vorstufe, der Aminosäure Tyrosin, gebildet werden. Bis die Speichervesikel in den dopaminergen Nervenenden damit wieder vollständig aufgefüllt sind, vergehen einige Stunden. Während dieser Zeit wird immer dann, wenn ein elektrischer Impuls bei den dopaminergen Nervenzellen ankommt, auch weniger Dopamin von den Nervenenden dieser Zellen freigesetzt. Nach der kurzen Überflutung des Gehirns mit Dopamin kommt es also nachfolgend zu einer länger dauernden Verringerung der eigenen Dopaminfreisetzung durch neuartige Stimuli. Dieses »Dopamindefizit« wird von den Amphetaminkonsumenten als Abgeschlagenheit, Lustlosigkeit und Schlappheit erlebt und gefürchtet. Eltern von ADHS-Kindern, in deren Hirn ja nach der gegenwärtig vorherrschenden Meinung ein permanentes »Dopamindefizit« herrschen soll, klagen über derartige Symptome bei ihren Kindern auffallend selten. Hier paßt also irgend etwas nicht so recht zusammen.

Der wohl am besten und auch mehrfach abgesicherte Hinweis auf eine Veränderung des dopaminergen Systems bei ADHS-Patienten ist eine unerwartet deutliche Zunahme der Dichte von Dopamin-Transportern (Dougherty et al. 1999). Da diese Transporter für die Wiederaufnahme des ausgeschütteten Dopamins zuständig sind, so der einfache, von der »Dopamin-Mangel-Hypopthese« geleitete Interpretationsversuch, müsse die verstärkte Expression von Dopamintransportern dazu führen, daß das ausgeschüttete Dopamin rascher als normalerweise in die dopaminergen Präsynapsen zurücktransportiert wird und daß so extrazellulär im Gehirn von ADHS-Patienten zu wenig Dopamin verfügbar ist.

Die verstärkte Dichte von Dopamintransportern kann jedoch genausogut auch Ausdruck einer erhöhten dopaminergen Innervationsdichte in den Zielgebieten dopaminerger Projektionen sein (PET- und SPECT-Messungen funktionieren bisher nur dort, wo diese Innervation am dichtesten ist, also im Striatum). Dann freilich würden immer dann, wenn die dopaminergen Kerngebiete feuern (und das tun sie immer dann, wenn etwas Neues, Anregendes, bisher noch nicht Dagewesenes wahrgenommen wird), mehr dopaminerge Präsynapsen ihr Dopamin in dem jeweiligen Zielgebiet freisetzen.

Noch ein weiteres Argument spricht dafür, die mit bildgebenden Verfahren festgestellte Erhöhung der Dopamin-Transporterdichte im Striatum von ADHS-Patienten als Ausdruck einer verstärkten Ausprägung des dopaminergen Projektionsbaumes und einer erhöhten Dichte dopaminerger Präsynapsen in den betreffenden Zielgebieten zu bewerten:

Neurochemiker benutzen Messungen der Dichte präsynaptisch lokalisierter Transporter bereits seit langem recht erfolgreich, um anhand festgestellter Veränderungen dieses »Markers« Aussagen über Veränderungen der monoaminergen Innervationsdichte in einer bestimmten Hirnregion zu machen, beispielsweise zur Untersuchung des Einflusses pharmakologischer Behandlungen (Wegerer et al. 1999, Moll et al. 2001), oder zur Erstellung von Entwicklungsprofilen (Moll et al. 2000). Dabei ist nicht nur deutlich geworden, daß bestimmte Behandlungen die Ausreifung des dopaminergen Systems beeinflussen können, sondern daß die dopaminerge Innervation (hier des Striatums von Ratten) bis zur Pubertät enorm ansteigt und anschließend kontinuierlich bis zum Erreichen der Altersgrenze abfällt. Diese bemerkenswerte Dynamik bei der Ausreifung dieses Systems (das noradrenerge und serotonerge System zeigen demgegenüber nur geringe Veränderungen im Entwicklungsverlauf) legt die Vermutung nahe, daß die dopaminerge Innervation in einzelnen Zielgebieten während der Phase dieses schnellen Wachstums besonders leicht durch äußere Faktoren beeinflußbar ist (Phase erhöhter Vulnerabilität).

Tatsächlich existieren bereits tierexperimentelle Befunde, die auf eine verstärkte Ausbildung der dopaminergen mesokortikalen Projektionen durch »stimulierende« Aufzuchtbedingungen bzw. auf eine retardierte Ausreifung dieses Systems durch »deprivierende« Entwicklungsbedingungen hindeuten (Winterfeld et al. 1998). Wie bei allen Entwicklungsprozessen sind auch für die Geschwindigkeit, mit der sich das dopaminerge System ausbreitet, und für die Innervationsdichte, die es in seinen Zielgebieten erreicht, genetische Prädispositionen von Bedeutung. So zeichnet sich beispielsweise eine Rattenaufzuchtlinie (SPR, spontan hypertensive Ratten), die als Tiermodell für hyperkinetische Störungen verwendet wird, durch eine bereits nach dem Abstillen nachweisbare, vermehrte Dichte von Dopamintransportern (dopaminergen Präsynapsen) im Striatum aus, die bis ins Erwachsenenstadium erhalten bleibt (Hüther et al., unveröffentlichte Befunde).

Die bisher von den Experten der ADHS-Forschung entwickelte, sehr konsequent vertretene und in der Öffentlichkeit verbreitete Vorstellung, ein »Dopamindefizit« im Gehirn sei für die mangelnde Impulskontrolle, den übersteigerten Bewegungsdrang und die Aufmerksamkeitsstörungen von ADHS-Kindern verantwortlich, muß also nicht unbedingt richtig sein. Das wäre nicht so schlimm und auch nicht das erste Mal, daß sich anfänglich aufgestellte und eine Zeitlang bestätigt gefundene Hypothesen später als falsch erweisen. Alle Krankheitsmodelle sind immer Vereinfachungen meist sehr komplexer und individuell sehr unterschiedlich ablaufender Prozesse. Sie zeichnen sich also durch oftmals zu weit gehende Verallgemeinerungen, durch ungerechtfertigte Überbetonungen einzelner Aspekte und Vernachlässigungen anderer Aspekte des Prozesses aus, der zu dem Zustand führt, den wir als spezifische Erkrankung abgrenzen.

Besonders gern werden Tiermodelle verwendet, also Versuchstiere, die ADHS-Symptome entweder aufgrund einer genetischen Veranlagung automatisch entwickeln oder bei denen durch gezielte Manipulationen Verhaltensstörungen ausgelöst werden, die der ADHS-Symptomatik ähneln. Im Gehirn dieser Tiere kann man nach Veränderungen suchen, die für die motorische Unruhe, die schlechte Lernfähigkeit oder die mangelnde Impulskontrolle verantwortlich sind. Durch genetische Manipulationen lassen sich gezielt einzelne Gene ausschalten, von denen man vermutet, daß sie etwas mit der Entstehung dieser Störungen zu tun haben, und durch pharmakologische Manipulationen kann man versuchen, die Verhaltensstörungen zu korrigieren.

Die wichtigste Erkenntnis, die sich bisher aus den Ergebnissen derartiger Untersuchungen an Tiermodellen für ADHS ableiten läßt, besteht darin, daß es offenbar sehr viele und sehr unterschiedliche Gründe gibt, die dazu führen, daß Versuchstiere derartige Verhaltensstörungen entwickeln. Motorische Unruhe, schlechte Lernleistungen und Impulskontrollstörungen lassen sich bei Versuchstieren beobachten, die eine genetisch bedingte Störung der Blutdruckregulation aufweisen (spontan hypertensive Ratten) oder denen durch eine Genmanipulation der Dopamintransporter fehlt. Man kann die gleiche Symptomatik aber auch bei Tieren erzeugen, indem man sie als Jungtiere von der Mutter trennt und in Isolation aufzieht oder indem man bei den Jungen eine anhaltende Stoffwechselstörung erzeugt. Bei erwachsenen Versuchstieren läßt sich ein derartiges Verhalten auslösen, indem an ihnen Substanzen verabreicht, die die Dopaminausschüttung stimulieren (Amphetamine) oder die Noradrenalinausschüttung unterdrücken. Und schließlich läßt sich das gleiche Ergebnis auch noch erreichen, indem man bei Versuchstieren den präfrontalen Kortex schädigt.

Auf der Grundlage der inzwischen hinzugekommenen neueren Befunde läßt sich nun auch eine neue Modellvorstellung des

Prozesses entwerfen, der zur Ausbildung von ADHS führt. Im Gegensatz zu der bisher verwendeten, inzwischen aber recht fragwürdig gewordenen Argumentationskette zeichnet sich dieses neue Denkmodell dadurch aus, daß es den gegenwärtigen Erkenntnisstand nicht nur auf dem Gebiet der neurobiologischen ADHS-Forschung, sondern auch dem der Entwicklungsbiologie und Entwicklungspsychologie entspricht und sich daraus ableiten läßt.

Dieses Modell geht davon aus, daß es Kinder gibt, die bereits als Neugeborene und während ihrer Kleinkindphase erheblich wacher, aufgeweckter, neugieriger und leichter stimulierbar, oder einfach nur empfindlicher, »dünnhäutiger« und »unruhiger« sind als andere. Weshalb das so ist, ob diese Kinder zum Zeitpunkt ihrer Geburt bereits ein stärker ausgebildetes dopaminerges, ihren Antrieb verstärkendes System besitzen, ob dieses Merkmal genetisch bedingt oder erst während der intrauterinen oder frühen postnatalen Entwicklung entstanden ist, bleibt zunächst offen. Wichtiger als diese mitgebrachte besondere »Begabung« ist das, was das Kind im weiteren Verlauf seiner Entwicklung während der ersten Lebensjahre daraus macht bzw. machen muß. Da die weitere Ausreifung des dopaminergen Projektionsbaumes offenbar davon abhängt, wie häufig das dopaminerge System durch die Wahrnehmung neuer Stimuli und Reize aktiviert wird, laufen Kinder, die mit dieser besonderen Wachheit und Stimulierbarkeit in unsere Welt hineinwachsen, all zu leicht Gefahr, in einen Teufelskreis zu geraten:

Da sie bereits besonders unruhig und all zu leicht durch neue Anreize stimulierbar sind, wird ihr dopaminerges System wesentlich häufiger als das von anderen, »normalen« Kindern aktiviert und zu verstärktem Auswachsen seiner axonalen Fortsätze angeregt. Weil sich ihr dopaminerges, antriebssteuerndes System so immer besser entwickelt und damit auch wirkungsvoller arbeitet, lassen sich diese Kinder immer leichter durch alle möglichen neuartigen Reize stimulieren und anregen. Gelingt es jetzt nicht, diesen Teufelskreis zu durchbrechen, so ist es nur noch eine Frage der Zeit, wann ein derartiges Kind durch seinen überstarken Antrieb, seine enorme innere Unruhe, seine ständige Suche nach neuen Stimuli, also durch seine Ablenkbarkeit und mangelnde Konzentrationsfähigkeit auffällig wird (Papousek 2004). Aus sich selbst heraus ist ein solches Kind außerstande, seinen überstarken Antrieb zu kontrollieren, es muß gewissermaßen ständig herumzappeln und ständig Neues entdecken, statt sich auf eine Sache zu konzentrieren. Und es wird nun auch zunehmend zu einer Belastung für Spielgefährten, die es ablehnen, für Eltern und Erzieher, die nicht damit umgehen können und seine weitere Entwicklung (spätestens mit dem Schuleintritt) gefährdet sehen.

So gerät das Kind zwangsläufig in einen zweiten Teufelskreis: Durch die besonders häufige und intensive Nutzung der in seinem Gehirn angelegten und für die Steuerung seiner ungerichteten Motorik, seiner unselektiven Wahrnehmung und seiner ungezielten Aufmerksamkeit zuständigen Nervenzellverschaltungen sind diese komplexen Verschaltungsmuster im Laufe der Zeit immer besser, immer effektiver – und andere, weniger intensiv benutzte neuronale Verschaltungen, das sind vor allem die für die Fokussierung der Aufmerksamkeit und Impulskontrolle zuständigen Nervenbahnen im Frontallappen, entsprechend weniger stark – entwickelt und ausgebaut worden. Wenn das Kind nun durch sein Verhalten zunehmend in psychosoziale Konflikte gerät und emotional verunsichert wird, tritt im Zuge der dadurch ausgelösten Streßreaktion eine vermehrte Ausschüttung von bestimmten Transmittern und Hormonen auf, die ihrerseits nun noch zusätzlich dazu beitragen, diejenigen neuronalen Verschaltungen und synaptischen Verbindungen zu stabilisieren und zu bahnen, die das Kind zur Wiederherstellung seines emotionalen Gleichgewichtes aktiviert. Versucht es das durch Zappeln, so wird es zu einem immer »besseren« Zappelphilipp. Versucht es das durch Stören, wird es zu einem immer »besseren« Störenfried und entwickelt sich zu einem ungeliebten Außenseiter. Versucht es das durch Weghören, wird es zunächst auf einem, womöglich gar auf beiden Ohren »taub«.

Wenn sich irgendwann keiner mehr anders zu helfen weiß, bekommt es Ritalin® verordnet. Und wie es dann weitergeht, soll im nächsten Abschnitt behandelt werden.

Die Wirkungen von Ritalin® und ähnlichen Medikamenten

Wenn das, was wir bisher zusammengetragen haben, stimmt und das dopaminerge System bei ADHS-Kindern nicht, wie bisher vermutet, unzureichend, sondern womöglich sogar übermäßig stark entwickelt ist – und deshalb im Gehirn dieser Kinder nicht zuwenig, sondern zuviel Dopamin ausgeschüttet wird –, so wäre die Dopamin-Mangel-Hypothese damit eigentlich auf den Kopf gestellt. Ein »Dopamindefizit« im Gehirn dieser Kinder war ja ursprünglich nur deshalb vermutet worden, weil die Verabreichung von Ritalin® und anderer zur Behandlung von ADHS eingesetzter Medikamente aus der Gruppe der Amphetamine zu einer verstärkten Freisetzung von Dopamin aus den dopaminergen Nervenenden und zur Hemmung seiner Wiederaufnahme führt. Auf diese Weise – so die alte Theorie – käme es zur Auffüllung und Normalisierung eines im Gehirn dieser Kinder herrschenden Dopamindefizits und damit auch zur Korrektur durch diesen Dopaminmangel verursachter Verhaltensstörungen.

Diese bisher vertretene Vorstellung ist aber aufgrund neuerer Untersuchungen über die Wirkungsweise von Ritalin® und anderen Psychostimulanzien (Amphetamine, Kokain) inzwischen mehr als fragwürdig geworden. All diese Substanzen bewirken nämlich nur dann eine massive Dopaminfreisetzung im Gehirn und führen nur dann zu einer rauschartigen Antriebssteigerung, wenn sie sehr plötzlich und in großer Menge im Hirn ankommen. Das wissen alle Drogenkonsumenten. Deshalb spritzen sie sich den »Stoff« entweder direkt in die Blutbahn oder sie nehmen ihn über die gut durchblutete und enorm resorptionsfähige Nasenschleimhaut auf, indem sie ihn schnupfen (»sniffen«). Unter diesen Bedingungen werden diese Substanzen sehr rasch und hochdosiert mit dem Blut ins Hirn gespült. Dort gelangen sie zu den dopaminergen Nervenenden und bewirken die Freisetzung des in den sog. Speichervesikeln bereitgehaltenen Dopamins. Das auf diese Weise vermehrt freigesetzte Dopamin entfaltet dann seine stimulierenden und antriebssteigernden Wirkungen, indem es die Erregbarkeit der nachgeschalteten Nervenzellen verändert. All das geschieht, ohne daß die betreffenden dopaminergen Nervenzellen durch irgendeinen äußeren oder inneren (aufregenden) Reiz zu verstärktem Feuern angeregt werden – es handelt sich also um eine von der tatsächlichen Feuerungsrate abgekoppelte, nur durch den betreffenden »Stoff« ausgelöste Dopaminfreisetzung.

Wohlgemerkt: All das geschieht nur dann, wenn der »Stoff« in ausreichend hoher Dosierung gespritzt oder geschnupft wird. Auch Ritalin® läßt sich so verwenden und verursacht dann ähnliche Effekte wie geschnupftes oder direkt in die Blutbahn injiziertes Kokain. Das mag der Grund dafür sein, daß auf Schulhöfen eine wachsende Nachfrage für die Pillen der kleinen Zappelphilippe zu verzeichnen ist. Aber verordnet werden Ritalin® und Amphetamine ja nicht, um den Antrieb von ADHS-Kindern noch weiter zu steigern, sondern um die überstarken inneren Antriebsimpulse zu unterdrücken und die damit einhergehende mangelhafte Aufmerksamkeit und Konzentrationsfähigkeit zu verbessern. Und der Arzt oder Apotheker empfiehlt auch nicht, das Medikament zu schnupfen oder zu spritzen. Es soll geschluckt werden und ganz allmählich, möglichst über einige Stunden hinweg, durch den Darm in die Blutbahn und von dort ins Gehirn gelangen, also langsam und in geringer Dosierung »anfluten«, wie die Mediziner das nennen. Unter diesen Bedingungen erzeugt weder Ritalin® noch Kokain oder ein anderes Amphetamin die oben beschriebene massive, impulsunabhängige Freisetzung von Dopamin durch die dopaminergen Nervenenden. Im Gegenteil! So eingenommen unterbinden all diese Substanzen jede weitere impulsgetriggerte Dopaminfreisetzung im Gehirn.

Wo genau Methylphenidat und Amphetamine im Gehirn angreifen und auf welche Weise sie bei niedriger Dosierung und langsamer Anflutung die impulsgetriggerte Dopaminfreisetzung hemmen, ist in einem Übersichtsbeitrag von Seemann und Madras ausführlich beschrieben (Seemann, P.; Madras, BK (1998): Anti-hyperactivity medication: methylphenidate and amphetamine. Molecular Psychiatry 3:386–396). Das Wirkprinzip ist recht einfach: Es kommt zunächst durch diese Substanzen zu einer Hemmung der Dopaminwiederaufnahme. Der daraus resultierende Anstieg der Dopaminkonzentration im synaptischen Spalt führt zu einer Aktivierung von Dopamin-Autorezeptoren an den dopaminergen Präsynapsen. Durch diese Aktivierung wird jede weitere impulsgetriggerte Dopaminfreisetzung durch diese Präsynapsen blockiert.

So wird also durch die orale Einnahme von Psychostimulanzien in geringer Dosierung das für die Umsetzung von Handlungsimpulsen verantwortliche, antriebssteuernde dopaminerge System gewissermaßen abgeschaltet. Der äußere Reiz (eine aufregende Wahrnehmung) oder der innere Impuls (das Gefühl, etwas tun zu wollen) sind weiter da. Die dopaminergen Nervenzellen werden durch diese Stimuli auch ganz normal aktiviert und feuern fleißig. Aber an den Enden ihrer Fortsätze wird nun kein Dopamin mehr freigesetzt. Der Stimulus kommt also nicht an, wird nicht in Handlung umgesetzt. Das Kind verhält sich dann ruhig, erledigt, was es zu erledigen hat, läßt sich nicht mehr so schnell durch irgend etwas ablenken und kann sich nun auch wesentlich länger auf eine Sache konzentrieren.

Diese Wirkung beschränkt sich freilich nicht auf unruhige Kinder. Sie ist auch bei normalen Kindern und Erwachsenen durch die Einnahme einer Ritalin-Tablette auslösbar, tritt aber hier weniger deutlich zutage als bei ADHS-Kindern. Auch beobachtet man bei ADHS-Kindern, daß die betreffenden Pillen immer dann besonders auffällige Verbesserungen des Verhaltens hervorbringen, wenn sich die Kinder dort aufhalten, wo es besonders ungeordnet und unruhig zugeht (bei aufregenden Spielen oder in der aufgeheizten Atmosphäre des Klassenzimmers). Wie zahlreiche tierexperimentelle Untersuchungen gezeigt haben, führt emotionale Stimulation und Aufregung zur Aktivierung des dopaminergen Systems. Die damit einhergehende vermehrte Dopaminausschüttung erhöht die Reaktions- und Handlungsbereitschaft. Wenn die vertretbare Vorstellung eines »Dopaminmangels« im Hirn von ADHS-Kindern zuträfe, dann würde eine weitere Stimulation der Dopaminfreisetzung durch Ritalin® wenig Sinn machen. Wenn man jedoch davon ausgeht, daß bei ADHS-Kindern das dopaminerge System überstark entwickelt ist, so läßt sich durch die Einnahme eines Medikamentes, das die impulsgesteuerte Dopaminfreisetzung in der oben beschriebenen Weise blockiert, genau das erwarten, was immer wieder beschrieben wird: (1) Die Wirkungen dieses Medikaments sollten bei ADHS-Kindern grundsätzlich stärker zutage treten als bei sog. normalen Kindern und (2.) diese Wirkung auf das ADHS-spezifische Verhalten sollte immer dann besonders beindruckend ausfallen, wenn die betreffenden Kinder besonders »aufgeregt« sind.

ADHS-Kinder erleben also nach der Einnahme von Ritalin® für ein paar Stunden, wie es ist, wenn ihrem überentwickelten Antriebssystem sozusagen die Puste ausgegangen ist. Sie kommen zur Ruhe, können sich endlich auf eine Sache konzentrieren und reagieren nicht auf jeden Reiz wie »von der Tarantel gestochen«. Sobald der Wirkstoff jedoch wieder aus dem Gehirn herausgespült und abgebaut worden ist (nach ca. vier bis sechs Stunden), ist der alte Zustand wieder erreicht und macht sich erneut entsprechend bemerkbar.

So weit, so gut, könnte man meinen und die nächste Pille empfehlen, gäbe es da nicht einen Befund, der dabei zu berücksichtigen ist: Die Einnahme von Ritalin® während der Phase des Wachstums und der Ausreifung der weitverzweigten Fortsätze der dopaminergen Nervenzellen kann – wie entsprechende Untersuchungen an Versuchstieren ergeben haben – offenbar dazu führen, daß das weitere Auswachsen dieser Fortsätze unterdrückt und verlangsamt wird. Normalerweise dauert der Prozeß der fortschreitenden Verlängerung und Verästelung dieser filigranen Fortsätze bis zur Pubertät an. Bis dahin nimmt die Dichte der in einer bestimmten Hirnregion ankommenden dopaminergen Fasern und Nervenenden kontinuierlich zu.

Nach der Pubertät beginnt sich das »Gestrüpp« dieser Fasern und der dazugehörenden Nervenenden allmählich wieder aufzulichten. Dieser Prozeß verläuft langsam und kontinuierlich und führt dazu, daß im Alter nur noch ein Bruchteil der ursprünglich in einer bestimmten Region vorhandenen dopaminergen Nervenenden übrigbleibt.

Die chronische Verabreichung von Ritalin® an junge Ratten führt zu einer permanenten, bis ins Erwachsenenstadium fortbestehenden Reduktion der Dichte von Dopamintransportern (von dopaminergen Präsynapsen) im Striatum (Moll et al. 2001). Mit anderen Worten: Die Verabreichung von Psychostimulanzien während der Phase der Ausreifung des dopaminergen Systems kann dazu führen, daß sich die dopaminerge Innervation der Zielgebiete weniger stark entwickelt und zeitlebens weniger intensiv bleibt. Das ist jedoch nicht die Folge einer toxischen Wirkung, wie man sie durch hohe Dosen von Amphetaminen auslösen und als Degeneration dopaminerger Projektionen und Neuronen nachweisen kann. Eher beruht die Retardierung des weiteren Auswachsens dopaminerger Axone und Präsynapsen auf der Hemmung der impulsgetriggerten Dopaminfreisetzung (Wegfall des aktivitätsabhängigen Triggers und neurotrophen Signals für weitere Wachstumsprozesse).

Die frühe Behandlung mit Amphetaminen hätte dann zur Folge, daß bis zur Pubertät weniger dopaminerge Fasern in den entfernteren Hirnregionen ankommen und das dort entstehende »Gestrüpp« dieser Nervenfortsätze und -endigungen weniger dicht wird. Wenn das dopaminerge System bei ADHS-Kindern tatsächlich zu stark ausgebildet sein sollte, so würde es durch diese Behandlung an seiner weiteren Entfaltung gehindert, also gewissermaßen »zurückgestutzt«. Werden aber Kinder mit Ritalin® behandelt, die gar kein überstark ausgebildetes dopaminerges System besitzen und nur ähnliche Verhaltensstörungen aufweisen, so würde durch diese »Behandlung« eine defizitäre Ausformung der dopaminergen Innervation in den distalen Zielgebieten (z. B. im Striatum) erzeugt. Damit liefe man Gefahr, die Voraussetzungen für die Entstehung eines Krankheitsbildes zu verbessern, das durch eine unzureichende Aktivität des nigrostriatalen dopaminergen Systems gekennzeichnet ist, aber erst viel später zutage tritt: das Parkinson-Syndrom.

Wenn das dopaminerge System jedoch bei ADHS-Kindern tatsächlich, wie bisher vermutet, unzureichend ausgebildet wäre, so würde dieses Defizit durch eine frühe und intensive Ritalinbehandlung sogar noch weiter verstärkt.

Ritalin® ist seit 1956 auf dem Markt. Eigentlich sollte man meinen, daß die Wirkung eines Medikaments gründlich erforscht ist, bevor es zugelassen wird. Dies ist aber offenbar nicht immer der Fall. Im Beipackzettel des Herstellers heißt es: »Ritalin® ist ein mildes Stimulans für das zentrale Nervensystem. Die Art und Weise, wie Ritalin® im Menschen wirkt, wird noch nicht ganz verstanden, aber Ritalin® aktiviert vermutlich das Stammhirn und den Kortex, um einen stimulierenden Effekt zu erzielen. Es gibt keinen spezifischen Beweis, der die Mechanismen nachweist, wie Ritalin® mentale und verhaltensmäßige Effekte auf Kinder hervorruft, noch gibt es einen überzeugenden Nachweis darüber, wie diese Effekte in Beziehung zum zentralen Nervensystem stehen.« Im Oxford Textbook of Clinical Psychopharmacology and Drug Therapy von 1992 findet man wenigstens noch die Auskunft, daß Psychostimulanzien wahrscheinlich das kindliche Gehirn auf dieselbe Weise beeinflussen wie das von Ratten, indem stereotypes Verhalten gefördert und die Anzahl der möglichen Verhaltensformen eingeschränkt wird.

D-Amphetamin (Benzedrin) wurde bereits von Bradley 1937 erstmals bei Schulkindern mit schweren HKS-Symptomen eingesetzt. Schon nach dem ersten Behandlungstag ließen sich deutliche Verbesserungen im schulischen Verhalten (verstärktes Interesse, größere Auffassungsgabe und Sorgfalt) des emotionalen Befindens und des Sozialverhaltens feststellen. Nach Absetzen des Präparates kam es zu einem unmittelbaren Rückfall in die alten gestörten Verhaltensmuster.

Die ersten klinischen Studien mit dem Amphetamin Methylphenidat (Ritalin®, Medikinet®) stammen aus den 60er Jahren (Übersichten Rapport 1990, Gittelmann-Klein 1987). Bei einer Vielzahl der Patienten änderte sich das gestörte Verhalten unter Methylphenidat prompt, zuverlässig und ohne Toleranzentwicklung, insbesondere die Symptome

Hyperaktivität, Unruhe, Impulsivität und Aggressivität (Conners 1972, Rapport 1990), außerdem schulrelevante Fähigkeiten wie Wahrnehmung, Konzentration, Aufmerksamkeit und motorisches Verhalten (Gittelmann-Klein 1987). Weiterhin wurden eine höhere Vigilanz, fokussierte Aufmerksamkeit, verminderte Ablenkbarkeit und ein erheblicher Lernzuwachs beobachtet. Die Verbesserung des Schriftbildes wies zusätzlich auf die stabilisierte Feinmotorik hin (Conners 1971, Trott 1993). Die behandelten Kinder zeigten ein reduziertes Aktivitätsniveau, jedoch ein angepaßteres Verhalten (Gadow 1992).

Bei 60–90 % der mit Methylphenidat behandelten Kinder und Jugendlichen kommt es rasch zu einer Besserung der Symptomatik. Allerdings beobachtet man bei einem Teil der Kinder auch dann eine Verbesserung, wenn ihnen entsprechende Pillen ohne Wirkstoff verabreicht werden (Placeboeffekt). Interessant in diesem Zusammenhang ist die Beobachtung, daß es offenbar auch nach Placebo-Gaben bei Parkinson-Patienten zu einer Stimulation der Dopaminfreisetzung im Gehirn kommt (De la Fuente-Fernandez et al. 2001).

»Ein Wirkungsnachweis ist allerdings kein Beweis für die Gültigkeit einer Wirkhypothese. Diese Annahme ist ein gängiger Trugschluß. Um ihn zu vermeiden, muß zwischen der Herstellung eines erwünschten Verhaltens und der tatsächlichen Heilung differenziert werden. Die pharmakologische Herstellung eines ›normalen‹ Verhaltens ist kein Beweis für die Normalisierung oder Heilung jener Prozesse, welche ursächlich für das ›nicht normale‹ Verhalten sind. Bekanntermaßen haben Schlafmittel zwar einen erwünschten Effekt auf das Ein- und Durchschlafverhalten, aber in der Daueranwendung führen sie zur Chronifizierung der Schlafstörung.« (Amft et al. 2002)

Von Anfang an war die Verabreichung von Psychostimulanzien an Kinder mit einer ADHS-Diagnose eine symptomorientierte Behandlungsform. Die möglichen Gefahren und Risiken einer Langzeitbehandlung von Kindern mit Psychostimulanzien lassen sich gegenwärtig nur sehr schwer abschätzen, da gezielte Langzeituntersuchungen am Menschen noch immer fehlen. Aus den USA, wo das Medikament bereits seit längerem und in größerem Umfang eingesetzt wird, sind bisher noch keine negativen Langzeitwirkungen berichtet worden. Vielleicht hat man aber auch noch nie gezielt nach solchen unerwünschten Effekten gesucht.

Die Wirkungen psychotherapeutischer und anderer nichtmedikamentöser Behandlungen

Ein Blick in die Fachliteratur macht deutlich, wie wenig sich die ADHS-Forscher bisher um den möglichen Nutzen und die langfristigen Wirkungen psychotherapeutischer und anderer nichtmedikamentöser Verfahren zur Behandlung von ADHS-Kindern gekümmert haben: Bis zum Herbst 2001 sind mehr als eine halbe Million Berichte über medikamentöse Behandlungen von ADHS-Kindern erschienen. Lediglich etwa 3000 befaßten sich mit dem Einsatz psychotherapeutischer Verfahren. Über die Auswirkungen familientherapeutischer Behandlungen gab es gerade einmal zehn Veröffentlichungen in den einschlägigen Fachzeitschriften (u. a. Bonney 2000). Was diese Zahlen sehr deutlich zum Ausdruck bringen, ist der hohe Stellenwert, den die medikamentöse Behandlung für Ärzte und Forscher besaß, solange sie als Ursache für die bei ADHS-Kindern auftretenden Verhaltensstörungen nichts anderes verantwortlich machen konnten als einen offenbar nicht anders als mit Medikamenten zu behebenden »Dopaminmangel« im Gehirn.

Tatsächlich war es ja noch bis vor kurzem – geschweige denn vor fünfzig Jahren, als diese alten Vorstellungen entstanden sind – für die meisten Ärzte und Forscher kaum vorstellbar, daß psychotherapeutische Behandlungen nicht nur in der Seele oder im Verhalten, sondern vor allem auch im Gehirn der behandelten Patienten nachhaltige, ja sogar strukturelle Veränderungen auslösen könnten. Und noch heute sind viele dieser Experten verblüfft, wenn sie das erfahren, was sich nun allmählich unter Hirnforschern, Psychologen und Psychotherapeuten herumspricht und das alte Weltbild zu erschüttern beginnt: daß uns jede intensive menschliche Begegnung nicht nur psychisch, sondern auch biologisch, also in unserem Hirn verändert, daß jede neue Erfahrung, die wir machen, und die die emotionalen Zentren in unserem Gehirn in Unruhe versetzt, strukturell im Gehirn verankert wird, daß sogar eine Pille, die nur Mehl enthält (Placebo), wenn sie an Patienten mit einer bestimmten

Erwartungshaltung verabreicht wird, dazu führt, daß in deren Hirn mehr Dopamin produziert und ausgeschüttet wird.

Bahnbrechend wirkten jedoch erst die Arbeiten von Merzenich über das plastische Veränderungspotential sensibler und motorischer Karten der Hirnrinde. Daß nicht nur sensorische Eindrücke und motorische Handlungsmuster, sondern alle Interaktionen zwischen Person und Umwelt in neuronalen Netzwerken des Gehirns kodiert werden, verdeutlichten die Untersuchungen von Edelmann et al. (2000). Wahrnehmungen innerhalb einer Sinnesmodalität werden in den Verschaltungen kleinerer Nervenzellverbände kodiert. Polymodale Eindrücke sowie Erleben und Verhalten in supramodalen Kontexten führen zu spezifischen Simultanaktivierungen zahlloser solcher Nervenzellverbände, und zwar wiederum mit feinstrukturellen Folgen: »Neurons that fire together wire together«. Das heißt, auch zwischenmenschliche Erfahrungen werden als Veränderungen der neuronalen Matrix im Gehirn verankert. Indem es sich selbst konstruiert, konstruiert das Gehirn Vorstellungen über die Beziehungen zwischen sich und seiner Umwelt.

Als vor einigen Jahren mit Hilfe bildgebender Verfahren erstmals bei erwachsenen Patienten mit zwanghaften Verhaltensstörungen nachgewiesen werden konnte, daß sich entsprechende Umorganisationen und Umstrukturierungen im Gehirn nicht nur durch die Verabreichung von Medikamenten, sondern ebenso durch eine geeignete psychotherapeutische Behandlung erreichen lassen, ging noch ein verwundertes Raunen durch die Fachwelt. Heute wundert sich kaum noch jemand darüber, daß eine psychotherapeutische Behandlung, je nachdem, ob sie erfolgreich verläuft oder ob sie – was ebenfalls vorkommt – katastrophale Folgen für den Patienten hat, mit entsprechenden Veränderungen der inneren Organisation und der Feinstrukturierung des Gehirns einhergeht. Wie alle positiven Erfahrungen, die ein Mensch bei der Bewältigung eines schwerwiegenden Problems machen kann, hinterlassen auch schwere Mißerfolge, psychische Belastungen oder gar Traumatisierungen entsprechende Spuren in seinem Gehirn. Was für Erwachsene und ihr bereits weitgehend ausgereiftes Gehirn gilt, trifft freilich in noch viel stärkerem Ausmaß für Kinder zu. Ihr noch in der Entwicklung befindliches Gehirn ist noch viel plastischer und formbarer (auch verformbarer) als das von Erwachsenen.

Aber auch hier stießen die ersten Berichte über nutzungsbedingte Veränderungen im Gehirn von Versuchstieren zunächst auf große Skepsis. Inzwischen konnte in vielen sorgfältig durchgeführten Untersuchungen gezeigt werden, daß die Aufzucht von Versuchstieren unter Bedingungen, die den Jungen besonders viele Anregungen und besonders intensive soziale Beziehungen bieten, dazu führt, daß sich die Hirnrinde stärker entwickelt, mit mehr und stärker verzweigten Nervenzellen, mit intensiveren Kontakten und sogar einer besseren Blutversorgung. Noch beeindruckender ist das, was in neueren Arbeiten berichtet wird: erstens, daß besonders »gute« Rattenmütter (die sich gegenüber »schlechten« Rattenmüttern vor allem dadurch auszeichnen, daß sie ihr Nest mit viel Sorgfalt bauen, es sauber halten und sich intensiv um ihre Jungen kümmern) weibliche Jungtiere so aufziehen, daß diese später selbst wieder »gute« Mütter werden, und das selbst dann, wenn diese von einer »schlechten« Mutter abstammen und erst nach der Geburt zu einer »guten« Mutter umgesetzt wurden; und zweitens, daß diese bei einer »guten« Mutter großgewordenen Ratten auch ein in bestimmten Bereichen anders entwickeltes und organisiertes Gehirn besitzen.

Offenbar bedurfte es erst der faszinierenden Arbeiten von Michael Meaney und anderen Gruppen (Francis und Meaney 1999) über »maternal care and the development of stress responses« und über die biologischen Folgen von Traumaerfahrungen, damit nun als »gesichert« gelten kann, was bereits Freud, Winnicott und Bolwby über die langfristige Bedeutung frühkindlicher Beziehungserfahrungen erkannt hatten. In verschiedenen Übersichtsarbeiten ist zusammengefaßt, was wir heute über die Folgen frühkindlicher Deprivation und Traumatisierung mit Blick auf eine lebenslange Hypersensitivität des Streßsystems der HPA-Achse und auf das sich daraus ergebende Risiko für depressive (und andere) Erkrankungen wissen (Heim und Nemeroff 2001). Die gesundheitspolitischen Konsequenzen dieser Erkenntnisse lassen sich gegenwärtig bestenfalls erahnen.

Längst ist die Zeit vorbei, in der Berichte über die Auswirkungen früher Bindungserfahrungen von Neugeborenen und Kleinkindern auf die weitere Entwicklung ihres Gehirns noch als unwissenschaftliche »Folklore« abgetan werden konnten. Inzwischen ist durch zahlreiche Studien auch beim Menschen nachgewiesen worden, daß Vernachlässigung, Mißbrauch und emotionale Verunsicherung während der Kindheit nachhaltige Folgen für die weitere Hirnentwicklung haben und an der späteren Ausbildung unterschiedlicher psychischer Störungen ganz entscheidend beteiligt sind (Schore 2002). Und was für die Auswirkungen all dieser negativen Erfahrungen auf die Strukturierung des sich entwickelnden Gehirn gilt, muß natürlich auch für all das gelten, was einem Kind oder einem Jugendlichen hilft, besser als bisher mit bestimmten Belastungen fertigzuwerden, sie zu verarbeiten und einen Ausweg aus dem Teufelskreis von Angst, Verunsicherung und vergeblichen eigenen Lösungsversuchen zu finden. Das gilt auch für alles andere, was ihm hilft, wieder sicherer zu werden, haltbietende emotionale Bindungen zu entwickeln, neues Selbstvertrauen zu erlangen und all die unbewußten frühen Kränkungen und Ängste zu überwinden, die bis dahin bestimmend dafür waren, wie und wofür es sein Gehirn bisher benutzt und – durch die Art dieser Nutzung – strukturiert hat. Wie immer diese Veränderung erreicht wird, ob durch vermehrte Achtsamkeit und Zuwendung der Eltern oder anderer Bezugspersonen, ob durch die zufällige Begegnung mit positiven, Sicherheit und Orientierung bietenden Helfern (Erziehern, Lehrern, Freunden) oder aber durch die gezielte Suche nach Lösungen mit Hilfe eines erfahrenen Therapeuten, immer verändert sich dabei auch das Gehirn.

Eric Kandell, Nobelpreisträger und einer der führenden Hirnforscher in den USA, brachte den inzwischen erreichten Erkenntnisstand über die nutzungsabhängige Plastizität des menschlichen Gehirns kürzlich vor mehreren tausend Teilnehmern der Jahrestagung der Amerikanischen Psychiatrischen Gesellschaft in New Orleans mit folgender Bemerkung auf den Punkt: »After leaving this lecture, your brain and its synapses will no longer be the same as before.« Mit anderen Worten: Wenn etwas wirklich Neues und Wichtiges passiert, paßt das menschliche Gehirn seine Arbeitsweise und seine innere Organisation an diese neu entstandenen Nutzungsbedingungen an.

Was heißt das nun konkret für die psychotherapeutische Behandlung von ADHS? Es heißt erstens, daß eine solche Behandlung nur dann dazu beitragen kann, die im Gehirn dieser Patienten durch die bisherige Art ihrer Benutzung entstandenen und verfestigten Verschaltungen zu verändern, wenn es dem Therapeuten gelingt, seinen Patienten zu motivieren, anders als bisher auf all das zu reagieren, was auf ihn einstürmt (äußere Reize) oder aus ihm herauskommt (innere Antriebe).

Und es heißt zweitens, daß eine derartige Behandlung um so besser gelingen kann, je früher damit begonnen wird.

Und es heißt drittens, daß der Therapeut bei seiner Behandlung nie allein das in seinem Verhalten gestörte (und in seinem Hirn veränderte) Kind im Auge haben darf, sondern daß er das gesamte Umfeld des Kindes, also seine Eltern, andere Bezugspersonen, Freunde, Erzieher und sonstige wichtige Personen in ihrer stabilisierenden und auch destabilisierenden Bedeutung für das Fühlen, Denken und Handeln des betreffenden Kindes abschätzen und gegebenenfalls korrigierend in ein einmal entstandenes ungünstiges Beziehungs- und Interaktionsmuster eingreifen muß. Mit all diesen drei Fragen werden wir uns im nächsten Kapitel ausführlich beschäftigen.

5. Der Zappelphilipp ruft nach Hilfe
Vorbeugen ist besser (und leichter) als Heilen

Das überzeugendste Argument für die Gültigkeit einer neuen Theorie ist ihr praktischer Wert. Im Fall der bisher über die Ursachen von ADHS entwickelten Vorstellungen bestand der praktische Wert dieser alten Theorie in erster Linie darin, daß sie sich sehr gut zur Erklärung und Begründung einer medikamentösen Behandlung mit Psychostimulantien eignete. Die bisherigen Modellvorstellungen über ADHS gingen von einer angeborenen, organischen Störung in Form eines »Dopamindefizits« im Gehirn aus, die sich nur durch eine medikamentöse Behandlung mit Dopamin-freisetzenden Substanzen korrigieren ließ. Was wir hier an neuen Kenntnissen und neuen Vorstellungen über das »Zappelphilipp-Syndrom« zusammengetragen haben, ist mit dieser alten Theorie nur noch schwer vereinbar. Drei Aspekte sind in diesem Zusammenhang hervorzuheben:

1. Unbestreitbar gibt es Kinder, die mit einer besonderen Vulnerabilität auf die Welt kommen und deshalb besonders leicht dazu neigen, eine derartige Verhaltensstörung zu entwickeln.
   Aber ob es wirklich dazu kommt, hängt ebenso unbestreitbar von den familiären und sozialen Bedingungen ab, unter denen diese Kinder aufwachsen.
2. Selbstverständlich muß das Gehirn eines Kindes, das eine solche Verhaltensstörung im Verlauf seiner ersten Lebensjahre aufgrund ungünstiger Startbedingungen und/oder schwieriger familiärer und sozialer Verhältnisse entwickelt

hat, anders strukturiert und organisiert sein als das eines »normalen« Kindes.
Aber diese durch die spezifische Art der bisherigen Nutzung im Gehirn entstandenen Veränderungen betreffen selbstverständlich nicht nur das dopaminerge System, sondern alle Hirnbereiche und neuronalen Netzwerke, die an der Regulation von motorischer Aktivität, Aufmerksamkeit und Impulsivität beteiligt sind.
3. Und zwangsläufig führt eine Behandlung, die es dem Kind ermöglicht, diese bisher nicht hinreichend ausgeformten neuronalen Verschaltungen fortan intensiver und erfolgreicher als bisher zu nutzen, auch zu einer entsprechenden strukturellen Verankerung dieser neuen Erfahrungen und damit zu einer Veränderung des Gehirns dieser Kinder. Das gilt sowohl für medikamentöse als auch für psychotherapeutische Behandlungen, aber auch für neuartige Nutzungsbedingungen, die sich durch Änderungen der bisherigen familiären und sozialen Beziehungsgefüges zwangsläufig ergeben.

Die aus diesen drei grundsätzlichen Überlegungen ableitbaren Schlußfolgerungen unterscheiden sich dreifacher Hinsicht ganz erheblich von dem, was sich auf der Grundlage der bisher propagierten Argumentationskette vorhersagen läßt:

- Erstens muß die Ausbildung dieser Verhaltensstörung durch gezielte präventive Maßnahmen verhinderbar sein.
- Zweitens kann für die Ausprägung dieser Verhaltensstörung keine singuläre Störung eines bestimmten Transmittersystems verantwortlich sein.
- Und drittens kann die Behandlung dieser Verhaltensstörung mit Psychostimulantien keine tragfähige Strategie zur nachhaltigen Korrektur einer derartig komplexen und durch das Zusammenwirken unterschiedlicher Faktoren bedingten Fehlentwicklung sein.

Aus den dargestellten Einflüssen des Erziehungs- und Sozialisationsprozesses auf die Strukturierung des kindlichen Gehirns können eine ganze Reihe von ungünstigen Faktoren und Bedingungen abgeleitet werden, die eine effiziente Herausbildung und Ausformung von neuronalen Verschaltungen zur Steuerung der motorischen Aktivität, zur Regulation der Aufmerksamkeit und zur Impulskontrolle behindern. Was im einzelnen zu geschehen hätte, damit künftig weniger Kinder dieses Störungsbild entwickeln, läßt sich am eindringlichsten anhand einiger recht schmerzlicher Fragen veranschaulichen:

- Welche Auswirkungen auf das Kind sind zu befürchten, wenn die Schwangerschaft nicht gewollt war und sich schließlich niemand auf das Kind freut?
- Weshalb sind wir eigentlich außerstande, unsere schwangeren Frauen hinreichend effektiv gegenüber alle äußeren Einflüssen abzuschirmen, die die ungestörte Entwicklung und Reifung ihres ungeborenen Kindes beeinträchtigen?
- Weshalb sind viele Eltern in ihrer Erziehungsarbeit verunsichert und leicht durch fremde Vorstellungen zu beeinflussen?
- Weshalb zerfallen so viele Partnerschaften gerade dann, wenn die Kinder beide Eltern besonders dringend brauchen?
- Welche Rolle spielen heute die Väter im Erziehungsprozeß ihrer Kinder, welche Haltungen und Orientierungen geben sie insbesondere an ihre Söhne weiter?
- Weshalb sind so viele Eltern mit der Erziehungsarbeit für ihre Kinder überlastet und fühlen sich mit dieser Aufgabe alleingelassen und überfordert?
- Sind die Erziehungseinrichtungen für unsere Kinder wirklich so beschaffen, daß sie den Bedürfnissen und den Entwicklungsmöglichkeiten dieser Kinder gerecht werden?
- Gibt es in der heutigen, aufgeregten, hektischen, leistungs- und konkurrenzorientierten Welt der Erwachsenen überhaupt noch hinreichend Platz und Zeit für Kinder?
- Haben wir mit unserem allgegenwärtigen Straßenverkehr, den zubetonierten Landstraßen, den engen Wohnungen und

dem Streben nach maximalen Leistungen in immer früheren Entwicklungsphasen unseren Kindern immer mehr Freiräume genommen, die für eine kindgerechte Entwicklung eigentlich unentbehrlich sind?
- Weshalb fällt es vielen Eltern so schwer, klare Grenzen für ihre Kinder festzulegen und einzuhalten?
- Wer hat das Recht, Kinder und Jugendliche so zu beeinflussen, daß sie ihr Gehirn auf eine bestimmte Weise benutzen und damit auch strukturieren?
- Weshalb lassen wir es zu, daß die Hirnentwicklung unserer Kinder in oftmals fataler Weise von Menschen beeinflußt wird, die diese Kinder nie gesehen, geschweige denn eine emotionale Bindung zu ihnen ausgebildet haben?

Wer ernsthaft versucht, Antworten auf diese Fragen zu finden, muß zu der Überzeugung kommen, daß die Ursachen für besorgniserregende Fehlentwicklungen unserer Kinder nicht in deren Gehirnen, sondern in einer unzureichend informierten Gesellschaft zu suchen sind, in der – und von der – sie erzogen und sozialisiert werden.

Prävention: Umsichtig vorbeugen

Die bisher gewonnenen und hier dargestellten Erkenntnisse bieten einige Anhaltspunkte, um gefährliche Ausgangslagen zu erkennen und der Verfestigung dieses problematischen Verhaltensmusters vorzubeugen. Ob sich ein Säugling mit gesteigerter Unruhe oder vermehrtem Schreien später auch zu einem »Zappelphilipp« entwickelt, hängt vom Zusammenwirken vieler Faktoren ab, deren genauer Einfluß bisher noch immer nicht ausreichend untersucht worden ist.

Der wissenschaftliche Diskurs hat sich bisher der Präventionsfragen kaum annehmen können, weil die Identifikation beweisbarer Ursachen nicht gelungen ist. (Ausnahme: Rappaport et al. 1998; Sturma 2001; Papousek 2001). Es gibt keine Berichte über die Effekte psychotherapeutischer Behandlungen, die ein Licht auf die Entwicklung von ADHS-Verhalten seit der Geburt der betroffenen Kinder werfen. Ebensowenig wurde nachgezeichnet, wie sich Familien mit ADHS-Kindern verhalten und entwickeln (National Institutes of Health Consensus Development Conference Statement 2000). In Deutschland werden derartige Studien jetzt in Angriff genommen (z. B. ADHS-Profilstudie des BV-AÜK und der Charité Berlin).

Kinder, die bereits als Neugeborene und während ihrer frühen Kleinkindphase erheblich wacher, aufgeweckter, neugieriger und leichter erregbar oder unruhiger sind als andere, fordern von ihren Müttern und primären Bezugspersonen in der Familie eine hoch ausgeprägte Feinfühligkeit. Diese Personen müssen entscheiden, welche Erfahrungsumstände in ihrer Umgebung einer harmonischen Entwicklung dienlich sind: Wie ist die kindliche Neugier zu beantworten und wann ist Schutz vor Anreizen geboten, die ihren Antrieb nur weiter steigern und die Ausprägung ihrer Unruhe verstärken?

Ein Mensch entwickelt sich nie allein, er »kommt mindestens zu zweit vor«. So beziehen sich Kinder anfänglich ganz auf ihre Eltern oder primären Bezugspersonen. Sie sind abhängig von deren Wahrnehmungen und Handlungen. Später reagieren sie in Kindergarten und Schule auf Einflüsse von Erziehern und Lehrern. Diese Feststellung unterstreicht die hervorragende Bedeutung der Eltern und Pädagogen und weist ebenso auf die Chance jeder therapeutischen Bemühung hin. Frühe Erfahrungen hinterlassen besonders tiefe Spuren in der Hirnstruktur und sind entscheidend an der weiteren Nutzung des Gehirns und der Ausprägung der kindlichen Persönlichkeit beteiligt. Für Therapie und Vorsorge gilt gleichermaßen, daß alle Menschen von der Geburt an verschieden sind. Sie unterscheiden sich sowohl in ihrer biologischen Ausstattung als auch bezüglich angelegter komplexerer Reaktionsneigungen.

- Hoch aktive Kinder mit überdurchschnittlicher Energieausstattung suchen solche Herausforderungen, die ihnen körperliche und emotionale Ausdrucksmöglichkeiten bieten können.

- Eine klare Führung, die ihre Begabung gelten läßt, ist am Platz, wenn Kinder schon früh ihre Tendenz zur Selbstbestimmung erkennen lassen, die sie in Konflikt mit den notwendigen Grenzen und Regeln bringt.
- Impulsive Kinder müssen an Disziplin herangeführt werden. Um ihre Vitalität mit Einübung von Geduld in konstruktive Bahnen zu lenken, muß ihnen die Gelegenheit gegeben werden, den Nutzen von Disziplin und Selbstbeherrschung zu erfahren.
- Schöpferische Begabung äußert sich bisweilen im Tagträumen und verlangt das Angebot von kreativen, künstlerischen Erfahrungsmöglichkeiten.
- Empfindsame, scheue und ängstliche Kinder sind auf die verständnisvollen Reaktionen von ebenfalls sensiblen Erwachsenen angewiesen, die ihnen Sicherheit bieten können.

Kinder werden in Familien hinein geboren: Familien, denen es gut geht oder die sich in den verschiedensten Schwierigkeiten zu bewähren haben. Wenn die Eltern sich mit Belastungen auseinandersetzen müssen, sind davon auch ihre Reaktionen auf ihr neues Familienmitglied mitbestimmt. Am Anfang der wachsenden Gemeinsamkeit steht nicht immer die freudige Erwartung auf das Kind. Vorausgegangene Lebenserfahrungen färben diese Erwartung, und aktuelle Belastungen können die Vorfreude und die besten Absichten der Eltern stören. Berücksichtigt man die Vorerfahrungen der Eltern mit ihren eigenen Familien, wird erkennbar, mit welchen »unerledigten Geschäften« sich Eltern bisweilen befassen müssen. Sie sollen manchmal für »alte Schulden« aufkommen, oder sie wurden bisweilen noch nicht aus ihren jeweiligen Herkunftsfamilien entlassen. Sie geraten dann in den Zwiespalt, ob sie zuerst und vorrangig ihr Leben in den Dienst der Familiengeschichte stellen sollen oder ob sie ihre Aufgaben in der aktuellen Familie zu erledigen haben.

Eine Ehe zu schließen bedeutet in gewisser Weise auch immer ein Aufeinandertreffen verschiedener Familienkulturen.

Beide Eltern müssen sich darum bemühen, die Werte der jeweiligen Herkunftsfamilien in Einklang zu bringen. Auch daher leiten sich Unterschiede in der Erziehungshaltung gegenüber den Kindern ab, die zu erheblichem Streit zwischen den Eltern führen können, namentlich dann, wenn sich die Entwicklung des Kindes problematisch gestaltet.

Nur zu oft finden solche Eltern zusammen, die nicht die Zustimmung der einen oder anderen Herkunftsfamilie zu ihrer Partnerwahl erhalten. Das Scheitern der Paarbeziehungen führt zur alleinerziehenden Elternschaft. Nach Trennungen und Neubeginn gebildete Familienverbände, sog. »Patchworkfamilien«, erschweren den Umgang der Familienmitglieder miteinander und verlangen nach Neuordnung der Verantwortlichkeiten. Altes ist zu würdigen, Neues muß seine Wirksamkeit unter Berücksichtigung und im Licht des Alten suchen. Vom Kind aus gesehen entfaltet sich ein weiter Herkunftsbaum: mehr als zwei Eltern und mehr als vier Großeltern stehen über den Kindern. Stiefeltern und -großeltern gruppieren sich um die Kinder und beanspruchen ihre jeweilige Bedeutung. Solche komplexen Beziehungsgefüge erschweren die Herausbildung sicherer emotionaler Bindungen zwischen Kind und Eltern. Eine ungeklärte Verteilung der Verantwortung beeinträchtigt dann die für die ungestörte Entwicklung des Kindes erforderliche Bindungssicherheit. Um hier zur Vermeidung oder beim Abbau von Zuständigkeitsproblemen Hilfestellungen zu geben, reichen Trainingsprogramme nicht aus: Die Mitwirkung von Familientherapeuten ist unabdingbar.

An dieser Stelle sei kurz auf die Bindungsforschung hingewiesen, die zunehmend an Aktualität und Bedeutung gewinnt (Dornes 2001). Auch die amerikanische Elternschaft setzt sich inzwischen offensichtlich intensiver mit der Bedeutung sicherer emotionaler Bindungen als mit der Behandlung mit Medikamenten und der Kontroverse um Ritalin® auseinander (Sears et al. 2001; Breggin 1998).

Das sogenannte »High-need-Baby« überrascht gleich nach seiner Geburt mit seinem wachen Blick, beginnt zu schreien, als wolle es ankündigen, es sei kein Durchschnittskind und verlange ein besonderes Maß an elterlicher Aufmerksamkeit und Fürsorge. Das Verhalten dieser Kinder ist wenig vorhersagbar, sie verlangen nach ununterbrochenem Körperkontakt. Ihr Saugbedürfnis scheint mehr dem Erhalt ihres Wohlbefindens zu dienen als der Nahrungsaufnahme. Sie erlauben ihrer Mutter nicht, sich durch einen Babysitter vertreten zu lassen, und wollen nicht allein schlafen. Sie scheinen mit besonderer Intensität zu fühlen. Ihr lautes Schreien verlangt nach prompter Zuwendung und hoher Aufmerksamkeit der Eltern. Diese Kinder sind immer in Bewegung und verfügen über eine gewaltige Energiereserve, mit der sie später all ihre Aktivitäten gestalten. Als Kleinkinder verhalten sie sich später unglaublich fordernd, wach, eifrig, entschlossen und an allem interessiert. Die schwierige Herausforderung an die Eltern besteht darin, all diese Verhaltenszüge nicht als Störung, sondern als Ausdruck eines besonderen Bedürfnisses oder einer besonderen Begabung zu verstehen, auch wenn sie dadurch bis an ihre Grenzen geführt werden.

Fallbeispiel: Sarah ist ein frühgeborenes Kind und kam per Kaiserschnitt zur Welt, nachdem die vorher verstorbene Zwillingsschwester regulär entbunden worden war. Mit weniger als 1800 gr. Geburtsgewicht mußte sie im Brutkasten aufgezogen werden, während die Mutter sich noch von den Folgen der operativen Entbindung zu erholen hatte. Die Kinderkrankenschwestern auf der Frühgeborenen-Intensivstation beurteilten das kleine Mädchen als äußerst vital und stabil, waren beeindruckt von der ständigen Wachheit, der motorischen Aktivität, dem schon sehr wachen Blick, allerdings aber auch von ihrem nachhaltigen und häufigen Schreien. Der Vater, selbst als Arzt in der Kinderklinik angestellt, hielt sich nach Möglichkeit bei seiner Tochter auf und bot ihr in dem dort eingeschränkt gegebenen Rahmen Körperkontakt und Ansprache. Drei Wochen später, als die Mutter gerade aus der Frauenklinik entlassen wurde, setzte bei Sarah ein unstillbares Erbrechen ein: Es hatte sich ein Magenpförtnerkrampf entwickelt, zu dessen operativer Korrektur ihre Verlegung in eine entferntere Kinderchirurgie notwendig wurde. Sarah genas sehr rasch von diesem Eingriff und konnte angesichts ihrer Vitalität von den Eltern zwei Monate nach der Geburt mit 2200 gr. nach Hause genommen werden.

Die Fürsorge für den irritierten Säugling gestaltete sich zunächst sehr schwierig. Die weiterhin sehr wache Sarah verhielt sich überaus fahrig und war kaum an einen Rhythmus zu gewöhnen. Die Eltern fürchteten zunächst, den Anforderungen nicht gewachsen zu sein oder ihrem ersten Kind durch unsachgemäßes Verhalten zu schaden. Aus Angst vor möglichen Infektionskrankheiten trugen sie beim Umgang mit Sarah anfangs sogar noch weiße Kittel; auch hatten sie zudem noch den Verlust des verstorbenen Zwillings zu bewältigen. Ihre Unsicherheit ließ die Eltern während der ersten Tage zu Hause immer wieder in heftigen Streit darüber geraten, wie denn richtig mit ihrer kleinen Tochter umzugehen sei.

Ohne jede weiteren Anstoß von außen beschloß die Mutter dann, tagsüber und auch nachts nicht mehr von der Seite ihres stets unruhigen Kindes zu weichen. Der Vater folgte dem urplötzlichen Impuls der Mutter und überließ ihr die Führung in der gesamten Fürsorge. Innerhalb von drei Monaten verlor der Säugling seine Unruhe und fand in einen verläßlichen Rhythmus. Die weitere Entwicklung gestaltete sich im Verlauf des ersten Lebensjahres vollkommen unauffällig. Das Mädchen zeigte eine gute intellektuelle Begabung, Feinsinnigkeit und Kreativität.

Der Entwicklung von Stimulationsabhängigkeit vorbeugen

Die Ursachen der hohen Erregbarkeit und Unruhe dieser Kinder, ihrer Wachheit und leichten Stimulierbarkeit sind nicht bekannt. Jedenfalls verlangen High-need-Babys, daß ihre Mütter, ihre Eltern sich in besonders feinfühliger Weise auf deren Anforderungen und Reaktionseigenarten einstellen.

Es geht darum, der Entstehung eines Teufelskreises entgegenzuwirken: Ständig auf dem Sprung verstärkt sich die hochwache Reaktionsbereitschaft dieser Kinder als Folge der bereits erfolgten Stimulation. Die Anfälligkeit für Stimulation wächst in einem Maß, als könne der zentralnervöse Apparat gleichsam nur mit hoher Betriebstemperatur gefahren werden.

Ausgeprägt stimulationsabhängige und -fordernde Babys benötigen neben einer feinfühligen Fürsorge durch die Eltern eine besonders strukturierende Führung, die auf die Beruhigung des Neugeborenen und Säuglings zielt. In der kindlichen Umgebung sind all jene Umstände zu vermeiden, die eine sichere Bindung zwischen Kind und Mutter bzw. den Bezugspersonen beeinträchtigen könnten. Dazu ist es hilfreich, daß die Eltern auch gut für sich sorgen: Mutter und Vater müssen beachten, daß ihre Kräfte erschöpfbar sind. Vollkommen »ausgepumpt« wird ihre Feinfühligkeit darunter leiden, und darauf wird das Kind mit vermehrten Anstrengungen reagieren, um die ungeteilte Aufmerksamkeit der Eltern noch nachhaltiger einzufordern.

Eltern dürfen sich besonders nachdrücklich dagegen wehren, wenn andere Personen außerhalb der Kernfamilien Ansprüche an sie stellen wollen: also die Großeltern, wenn diese die Vorrangigkeit der jungen Familie vor ihren eigenen Bedürfnissen nicht anerkennen wollen; gegen die vermeintlich wohlwollenden Einlassungen aus der Verwandtschaft, die Verwöhnung wittert, wenn die Eltern sich entsprechend ihren Wahrnehmungen intensiv und reaktionsbereit um ihr störanfälliges Kind kümmern, sein längeres Schreien nicht zulassen wollen und sehr vorsichtig einen Rhythmus von Nahrungsaufnahme und Schlaf zu entwickeln suchen.

Die Eltern werden belohnt, wenn sie ihrer Feinfühligkeit in Relation zu den Bedürfnissen ihres Kindes folgen und zugleich darauf achten, daß sie die eigene Überforderung vermeiden, die ihre Kräfte vollends verschlingen kann. Wenn sie dabei sehr unsicher werden, ist eine fachkundige Beratung hilfreich, die nicht nur die kindlichen Verhaltensweisen versteht, sondern auch dazu familienbezogene Gesichtspunkte beachtet und entspannende Veränderungen anregt.

Ich-stärkende Führung und Erziehung anstreben

Wenn Eltern ihren Säugling/ihr Kleinkind angesichts eigener Beobachtung oder medizinischer Hinweise als bedroht oder gefährdet erlebt haben, wollen sie ihr Kind in der Regel besonders gut beschützen. Mit gesteigerter Sensibilität halten sie dann jeden möglicherweise schädigenden Einfluß fern und trauen sich bisweilen nicht, ihrem Kind in der Erziehung mit Grenzen zu begegnen. Sie vermeiden jede Spannung im Verhältnis zu ihrem Kind, setzen auf dessen Einsichtsfähigkeit und statten es zu diesem Zweck so früh wie möglich mit einer Fülle von Informationen aus. So steigern sie seine sprachliche Kompetenz und sein Wissen, nicht aber seine Ich-Stärke, die am »Nein« wachsen könnte.

Fallbeispiel: Das erste Kind der Familie M. verstarb mit vier Monaten unter den Zeichen des plötzlichen Kindstods (SIDS). Folglich wurde ihnen geraten, bei dem ein Jahr später geborenen Matthias von Geburt an eine kontinuierliche maschinelle Überwachung seiner Herz- und Atemtätigkeit vorzunehmen.

Die Eltern wurden angeleitet, auch nach Entlassung aus dem Krankenhaus ihren körperlich gesunden Säugling mit einem Alarmgerät (Monitor) zu verbinden, der eventuell während des Schlafes auftretende Atempausen oder Verlangsamung der Herztätigkeit registriert und ein Warnsignal ertönen läßt. Die vorausgegangene Todeserfahrung und die notwendige Geräteüberwachung führten zu einer extrem gesteigerten Aufmerksamkeit der Eltern auf jede Lebensäußerung ihres Kindes. In der Anfangszeit des gemeinsamen Lebens in der Familie wurde einige Male ein Fehlalarm ausgelöst, weil die Eltern die Verwendung des Gerätes noch nicht sicher beherrschten. Die Besorgnis der Eltern nahm auch dann nicht ab, als die weitere Entwicklung ihres Kindes deutlich werden ließ, daß Matthias gesund blieb. Gegen Ende des ersten

Lebensjahres trennten sich die Eltern nach entsprechender ärztlicher Versicherung angesichts der körperlichen Gesundheit des Kindes mit gewissen Bedenken von dem Monitor. Der Vater hatte schon früher darauf gedrängt, während die Mutter sich kaum auf ihre eigenen Wahrnehmungen der Lebensäußerungen von Matthias verlassen mochte, sondern eine gewisse Abhängigkeit von der Unterstützung durch die Maschine spürte.

Die Qualität der gewachsenen Feinfühligkeit der Eltern steigerte auch ihre kritische Beurteilungsintensität aller auf ihr Kind bezogener Handlungen. Mit der Aufgabe konfrontiert, ihrem wachen und altersgemäß neugierigen Kleinkind auch mit angemessenen Versagungen begegnen zu müssen, erlebten sie den Protest des Kindes als möglicherweise bedrohlich und entwickelten die Tendenz, ihm jede Enttäuschung zu ersparen. Zusätzlich gerieten die Eltern in einen erzieherischen Konflikt, da der Vater das Setzen von Grenzen eher für möglich hielt als die Mutter, bei der die hochgestellte Feinfühligkeit länger anhielt. Sie erlebte sich diesbezüglich als von ihrem Mann im Stich gelassen, der darauf mit Rückzug reagierte und zur Vermeidung von Krisen der Mutter vollends die Regie überließ. Dadurch fühlte sie sich vermehrt alleingelassen und steigerte ihre Verantwortlichkeit für das Wohl des Kindes noch weiter. In diesem Klima, das ihm einen kaum begrenzten Handlungsraum anbot, entwickelte sich Matthias zu einem Kleinkind, das, an Grenzenlosigkeit gewöhnt, jedem seiner inneren Impulse folgt: ohne Begrenzung mit Nahrung umzugehen, sich dessen zu bemächtigen, was ihm in die Augen fiel, und unfähig, eines seiner Bedürfnisse zurückzustellen. Das solchermaßen auffällige Verhalten bestätigte die Mutter in ihrer Befürchtung, nicht gut genug auf seine Bedürfnisse reagiert zu haben, wodurch der entstandene Teufelskreis sich weiterhin stabilisierte: Matthias entwickelte sich zu einem grenzenlosen, motorisch überaktiven und impulsiven Kind, das kaum dazu in der Lage war, seine Aufmerksamkeit aufrechtzuerhalten. Trotz größter Bemühung der Mutter blieb Matthias nur unsicher an sie gebunden, was u. a. in seinem distanzlosen Verhalten gegenüber anderen Kindern und Erwachsenen zum Ausdruck kam.

Sprachkompetenz und Wissen allein helfen dem Kleinkind nicht beim Umgang mit seinen Impulsen. Das tiefenpsychologische Entwicklungsmodell beschreibt das Ich als Instanz, die zwischen Wollen und Wissen vermittelt. Bei schwacher Ich-Entwicklung bleibt das Kind seinen Impulsen ausgeliefert und gerät in eine Angst, die sich auch in gesteigerter motorischer Aktivität äußern kann.

Den Eltern obliegt die Aufgabe, ihrem Kind zur Ich-Stärke zu verhelfen. Dieser Prozeß führt notwendigerweise zu Unlustspannungen im Kind und zu einer affektiven Belastung im Eltern-Kind-Verhältnis. Erwarten Eltern eines Risikokindes nach Überwindung der verständlichen Anfangssorge dessen fortdauernde Verwundbarkeit, benötigen sie psychotherapeutische Hilfestellung. Diese soll den Eltern helfen, ihre Angst zu überwinden und ihre Kräfte freizusetzen, mit denen eine Ich-stärkende Führung des Kindes erst möglich wird. Zudem können mit der familienbezogenen Arbeit Gräben überwunden werden, die sich im Zuge der ernsten Anfangssorgen zwischen den Partnern aufgetan haben. Wenn sich das familiäre Klima beruhigt, bedeutet dies für das Kind einen Zuwachs an Sicherheit und Orientierung.

Handelnde Erziehung einsetzen

Mit Freude und Stolz erleben Eltern, wenn ihr Kleinkind früher als erwartet die Ansprache durch sie nicht nur hört und versteht, sondern auch eine ungewöhnliche Sprechfähigkeit zeigt. Sie können sich darauf verlassen, daß ihr angesprochenes Kind tut, was sie sagen. Mit Einsetzen der Trotzperiode erleben sie einen überraschenden Einschnitt, wenn plötzlich das gesprochene Wort unwirksam bleibt. Während das Kind weiterhin seine Sprachkompetenz unter Beweis stellt und mit seinem »Warum?« von seinen Eltern logische Begründungen einfordert, reagiert es kaum noch auf deren sprachliche Einlassungen. Es bleibt bei seinen Impulsen und »stellt die Ohren auf Durchzug«. Wenn die Eltern in dieser Entwicklungsphase nicht zu einer angemessenen Erziehungspraxis zurückfinden, wächst die intellektuelle Kapazität des Kindes, jedoch nicht seine Ich-Stärke.

Fallbeispiel: Demian, sieben Jahre alt, wird von seinen Eltern vorgestellt, weil er größte Schwierigkeiten zeigt, sich an Regeln zu halten und sich nach den Anweisungen in Elternhaus und Schule zu richten. Er umgibt sich zumeist mit einer »Hülle von Lärm«, den er fortlaufend selbst erzeugt. Er scheint die aus der Umgebung an ihn gerichteten Worte nicht zu hören. Ständig in Bewegung, ist er kaum dazu in der Lage, seine Aufmerksamkeit zu bündeln.

Demian hatte sich als Säugling vollkommen unauffällig entwickelt und zeigte zur Freude seiner Eltern schon mit zwei Jahren einen verhältnismäßig reichen Sprachschatz. Er wirkte besonders verständig, und es machte ihm offensichtlich große Freude, mit seiner gut entwickelten Sprache umzugehen. Er ließ sich mit sprachlichen Mitteln bestens führen und überzeugte so als einsichtiges, intelligentes Kind.

Das kam namentlich dem Vater entgegen, der selbst durch seinen Vater eine eher rüde, mit körperlichen Strafen verbundene Erziehung ertragen hatte. Schon bald nach der Geburt seines Sohnes hatte sich der Vater Kopfzerbrechen gemacht, wie er diesem Sohn solchermaßen schlechte Erfahrungen ersparen könnte. Der Vater hatte im Zuge seiner beruflichen Entwicklung zu lernen, besonders differenziert mit der Sprache umzugehen, und erlebte die besonders früh ausgebildete Sprachfähigkeit seines Sohnes als ihm selbst ähnlich.

Mit einsetzendem Trotzalter mußte der Vater registrieren, daß seine sprachlichen Hinwendungen zu seinem Sohn zunehmend erfolglos wurden: Demian verlangte zu wissen und weigerte sich, den Anweisungen seiner Eltern zu folgen, wenn diese ihm nicht erklären konnten, warum er dieses oder jenes tun sollte. Die Eltern verbuchten seinen Wissensdurst als Zeichen seiner Intelligenz und bemühten sich mit verstärkten Anstrengungen, die Einsichtsfähigkeit ihres Kindes zu steigern. Dabei hofften sie, mit ihren erzieherischen Bemühungen zum Ziel zu kommen, ohne ihn jemals mit körperlichen Mitteln zu erreichen, weil dies die Anwendung von Gewalt hätte bedeuten können.

Demian entdeckte bald, daß die sprachlichen Bemühungen der Eltern letztlich ohne Konsequenz blieben. Er verlegte sich selbst zunehmend auf das Reden und lernte wegzuhören und/oder wegzugehen, wenn die Eltern mit Sprechen auf ihn Einfluß zu nehmen suchten. Den Eltern blieb nichts, als ihre Ohnmacht und ihre Einflußlosigkeit auf den Sohn einzugestehen. Es blieb nur die Hoffnung, ihr Sohn könne sich vielleicht selbst regulieren.

Wenn Eltern Erziehung mit Grenzen und Regeln vermeiden, ist dies häufig in ihrer eigenen Kindheitserfahrung und den daraus abgeleiteten pädagogischen Überzeugungen begründet. Namentlich Männer erinnern sich an erlebte Brutalität durch ihre Väter. Sie wollen bessere Väter sein und eine gute Beziehung zu ihrem Sohn garantieren. Zu ihrem eigenen Erschrecken fällt ihnen in erzieherischen Krisen zuerst genau das Verhalten ein, das sie doch unbedingt vermeiden wollten: den Sohn körperlich zu strafen. Entsetzt über sich selbst schwören sie sich, jede körperliche Bestrafung zu unterlassen. Dabei schütten sie »das Kind mit dem Bade aus«, verlegen sich auf einen ausschließlich verbalen Erziehungsstil und geraten in eine pädagogische Sackgasse. Unfähig, mit ihrer Wut umzugehen, ziehen sie sich zurück und ernten dafür die Ablehnung der alleingelassenen Mutter.

Auch in solchen Konstellationen hilft die familientherapeutische Intervention, einer sich verschärfenden Krise vorzubeugen, die die Stabilität der Partnerschaft und die seelische Verfügbarkeit des Vaters für sein ich-schwaches impulsgesteuertes Kind in Frage stellen würde.

Die Welt des Kindes und die Welt der Erwachsenen unterscheiden

Enge Wohnverhältnisse, familiärer Streß oder Überlastungen der Eltern konfrontieren auch ein Kind mit schwer verdaulichen Informationen und beteiligen es an irritierenden Konfliktstimmungen. Ein reizoffenes und empfindsames Kind kann diese Einflüsse kaum bewältigen.

Fallbeispiel: Familie D. lebt mit ihren beiden Söhnen in einer Dreizimmer-Wohnung im vierten Stock eines im Stadtzentrum gelegenen Wohnhauses. Hans, drei Jahre, besucht seit kurzem den Kindergarten, Tim ist zwei Jahre alt und wie sein Bruder ein temperamentvoller Junge. Die sehr jungen Eltern sind mit dem Aufbau ihrer materiellen Existenz befaßt, haben hohe Kredite aufgenommen. Während Herr D. im Wohnzimmer einen Arbeitsplatz auch am Abend und den Wochenenden nutzt, um seinen Geschäftsaufbau voranzutreiben, bemüht sich die Mutter um ihren beruflichen Abschluß, der finanzielle Entlastung bringen soll. Hans und Tim halten sich, wie das für Kleinkinder typisch ist, nur ungern im Kinderzimmer auf, sondern wollen die Nähe zu ihren Eltern spüren. So leben sie im Zentrum des wirtschaftlichen Geschehens, stürzen ans Telefon, wenn es klingelt, und hören mit, wann immer der Vater seine geschäftlichen Dinge telefonisch erörtert. Herr D. hofft auf die Bemühung seiner Frau, ihm die Kinder »vom Leib zu halten«, um mitten in der Wohnung konzentriert arbeiten zu können. Frau D. aber hofft, daß der Vater sich der Kinder annimmt, wenn er anwesend ist, damit sie zu dem notwendigen Lernfortschritt kommt. Beide Eltern leben im Gefühl einer chronischen Zeitverknappung. Auch während der Mahlzeiten zusammen mit den Kindern setzen sie ihre geschäftlichen Gespräche fort und bringen ihre Belastung zum Ausdruck. Zu ihrer Überraschung und z. T. mit ihrer Bewunderung geben die stets präsenten Kinder Wort- und Satzteile wieder, die sie aus den Gesprächen aufgeschnappt haben. Hans und Tim befassen sich kaum noch über eine längere Zeitspanne mit ihrem Spiel; sie stehen den Eltern »auf den Füßen« und machen fortgesetzt durch Lärm und Toben auf sich aufmerksam. Beide Eltern hoffen täglich auf längere Abende für sich, müssen sich aber daran gewöhnen, daß die beiden Kinder nicht ins Bett zu kriegen sind oder erst sehr spät in den Schlaf finden. Zwischen den Eltern ist eine hohe Anspannung zu verzeichnen, der sie, für die Kinder registrierbar, bisweilen lautstark oder mit Tränen Ausdruck geben. Sie können sich überhaupt nicht mehr vorstellen, als Erwachsene füreinander Zeit zu haben.

Die familientherapeutischer Arbeit betont in jeder Problemsituation die Generationengrenzen. Sind diese verlorengegangen, zieht das eine unpassende Verteilung der Verantwortung nach sich und stört bei den Kindern eine harmonische Entwicklung und den Aufbau von altersentsprechender Selbständigkeit. Die Grenze zwischen den Verantwortungsgebieten wird zugleich durch das Handeln der Eltern und der Kinder bestimmt. Während Eltern bisweilen ihren Kindern kaum für sie bewältigbare Erwachsenenaufgaben zuteilen, beanspruchen Kinder Teile des elterlichen Gebietes. Sie wollen es ihnen gleichtun, sich vermeintliche Vorteile verschaffen. Nimmt ein Elternteil seine Verantwortung nicht wahr, versuchen die mitfühlenden Kinder auch schon in sehr frühem Alter den alleingelassenen Partner zu unterstützen.

Empfindsame und gut begabte Kinder sind besonders gefährdet, sich mehr zuzumuten, als sie verdauen können. Durch ihre »dünne Haut« scheint alles aus ihrer Umgebung schutzlos auf sie einzudringen. An Stimulation orientiert, nehmen sie das Geschehen in ihrem unmittelbaren Umfeld feinfühlig wahr. Was sie nicht bewältigen können, findet vielleicht Ausdruck als gesteigerter Bewegungsdrang, als »Taubheit« – nichts mehr hören wollen – oder als Aufmerksamkeitsstörung.

Die Psychoanalytikerin Alice Miller (1983) hat lange vor der jetzt populären ADHS-Diskussion Kinder beschrieben, die das unbewußte Erleben der Eltern erfühlen können. Sie sind ihrer Meinung nach der Wahrnehmung solcher Impulse schutzlos ausgesetzt und realisieren unter Vernachlässigung ihrer eigenen Bedürfnisse, was Angelegenheit der Eltern wäre.

Die therapeutischen Erfahrungen mit irritierten Kindern und Familien in Krisen lassen uns vermuten, daß dieses daraus entstehende Verhalten andere Ursachen als einen vermeintlichen biologischen Defekt hat.

Der Kinderpsychiater Wilhelm Rotthaus hat in jüngster Zeit in einem Buch über systemische Erziehung auf den Abbau des Schonraumes für Kinder hingewiesen (Rotthaus 2000). Schon allein die für Kinder jeden Alters präsenten Medien konfrontieren diese mit Unmengen und unterschiedlichen Qualitäten von Information. Ihnen wird schon sehr früh Wissen vermittelt, das der Entwicklung ihrer Urteilskraft dienen soll. Längst bevor Kinder sich allmählich lesend des vorhandenen Wissens bemächtigen können, erreichen Bilder und Worte über die faszinierenden audiovisuellen Medien mit diktiertem Tempo und vorgegebenen Anforderungen an die Wahrnehmungsgeschwindigkeit die Wohnung der Familie. Die Ausschüttung der Informationen durch die Maschine ist durch das Kind nicht steuerbar. Stimulusabhängige Kinder benötigen dagegen eine sorgsame Dosierung des Informationsflusses.

Fallbeispiel: Der fünfjährige Johannes ist ein phantasiereicher Zappelphilipp. Seine Eltern sind sich dessen bewußt und haben gelernt, worauf sie zu seiner Beruhigung achten müssen. Deshalb gehen sie sehr kontrolliert mit den täglichen Fernsehzeiten um und wählen die für ihn geeigneten Sendungen genau aus.

Die Eltern seines kleinen Freundes arbeiten als Fernsehjournalisten. Für sie ist es selbstverständlich, daß tagsüber der Fernsehapparat eingeschaltet bleibt. Sie sind auch davon überzeugt, daß der ebenfalls fünfjährige Sohn von den Kindersendungen am Nachmittag profitiert. Nach einem Fernsehnachmittag bei seinem Freund wacht Johannes in der Nacht verängstigt auf und »sieht« auf der Kinderzimmerwand Filme. Johannes benötigt zwei Tage, bis er wieder im Lot ist.

Manche pädagogischen Konzepte in der Schule oder im Elternhaus überfrachten das Kind mit allzu schwer verdaulichen Informationen. Die Verschiedenheit der Lernvoraussetzungen der Kinder ist nicht nur eine Frage der Intelligenzentwicklung. Ein

Lehrer muß z. B. unterscheiden, ob ein ausreichend begabtes Kind deshalb Schwierigkeiten zeigt, weil ihm aufgrund seelischer Belastungen das vorgegebene Tempo zu hoch ist. Ein impulsives Kind gibt häufig viel zu früh auf, weil es jede Hürde im ersten Anlauf überwinden will. In jedem Fall droht eine Verstörung des Kindes, wenn ein allzu starres schulisches Konzept die individuelle Lage des Kindes unzureichend berücksichtigt. Hier sei auch auf die Integrationsprobleme hoch begabter Kinder verwiesen. Diese Kinder können das Vollbild von ADHS entwickeln, wenn sie sich langweilen, wenn ihr Lerneifer und ihr Auffassungstempo nicht gelten darf.

Praktische und seelische Verfügbarkeit der Eltern gewährleisten

Wenn Partner sich miteinander verbinden und Kinder bekommen, müssen sie das manchmal ohne den Segen ihrer Herkunftsfamilien tun. Sie fühlen sich dann von ihren Eltern nicht in die Selbständigkeit entlassen und von diesen weiterhin in erster Linie als deren Kinder behandelt. Solchermaßen unreif gebliebene Eltern stehen in der Zwickmühle, zugleich die Verpflichtungen aus ihren Herkunftsfamilien erfüllen zu müssen und dazu gleichzeitig eindeutig ihren Kindern zugewendet sein zu wollen. Wenn sie sich zu undeutlich gegenüber den Großeltern abgrenzen, bieten sie ihrem Kind eine von Unsicherheit geprägte emotionale und pädagogische Atmosphäre. Auf dieses unsichere, innerlich abwesende Verhalten reagieren Kleinkinder schon grundsätzlich mit klebrigem Störverhalten. Das ist jedem bekannt, der in Gegenwart seines Kleinkindes ein längeres und wichtiges Telefongespräch führen will. Weitaus streßvoller gestaltet sich die Entwicklung, wenn die eindeutige Hinwendung der Eltern zu ihrem Kind dauerhaft reduziert ist.

Fallbeispiel: Frau A. spürt kaum eine erzieherische Einwirkungsmöglichkeit auf ihre beiden Söhne. Konstantin, sechs Jahre, stört in der ersten Klasse, indem er dort unkontrolliert herumläuft, und zeigt sich, wie auch sein vierjähriger Bruder Jonas, als zu Hause nicht führbar. Die Eltern stecken mitten in einer Krise, die schon während der ersten Schwangerschaft eingesetzt hat. Der Vater lebt überwiegend nicht in der Familie, sondern im Haus seiner Eltern, das er seit deren Tod versorgt. Frau A. ist sich weiterhin nicht sicher, ob sie die Fortsetzung der Partnerschaft mit ihrem Mann versuchen soll, der von ihrer eigenen Mutter massiv abgelehnt wird. Die Mutter lebte während ihrer eigenen Kindheit nach der Trennung ihrer Eltern vom 3. bis zum 16. Lebensjahr bei ihrer Großmutter. Als ihre Mutter in eine schwere Depression fiel, gab Frau A. ihren Schulbesuch auf, um nun den Haushalt der Mutter zu versorgen. Ihre eigene Familiengründung und damit verbunden ihr Auszug aus der mütterlichen Wohnung konnte sie nur gegen deren heftigsten Protest durchsetzen. Bis heute läßt die Großmutter kein gutes Haar an ihrer Tochter, kritisiert ihre gesamte Lebensgestaltung, ihre Haushaltsführung ebenso wie ihr Verhalten gegenüber den Kindern, die sie lieber »abgetrieben« gesehen hätte, während sie ihr jede praktische Unterstützung verweigert.

Frau A. hat Gewissensbisse, die sie im Grunde weiterhin auf Gehorsam gegenüber ihrer Mutter verpflichten, ihr keine erwachsene Eigenständigkeit gestatten. Im Alltag zusammen mit ihren unruhigen Kindern, gerät sie in einen tranceartigen Zustand des Rückzuges nach innen, auf den die Kinder mit Verstärkung ihrer Unruhe und Desorganisation reagieren. Ähnlich wirkungslos bleibt der nur zum Teil erwünschte Vater, wenn er schon einmal anwesend ist, weil er sich eigentlich zurück in sein Elternhaus sehnt, während er zugleich die Ablehnung seiner erzieherischen Bemühungen durch seine Frau spürt.

Die familientherapeutische Arbeit muß sich auch in solchen Lagen auf drei Generationen beziehen. Es ist nicht ausreichend, die Eltern zur Abgrenzung von den Großeltern aufzufordern. Die bestehenden Beziehungsfallen und Loyalitätskonflikte sind nur dann zu beseitigen bzw. aufzulösen, wenn verständlich wird, welche »unerledigten Geschäfte« angegangen werden müssen, nachdem diese vielleicht schon durch die Großeltern liegengelassen wurden.

Gerade die besonders feinfühligen Kinder sind auf eine Sicherheit bietende praktische und seelische Verfügbarkeit ihrer Eltern angewiesen. Deren Verhinderung ist eine Quelle der Irritation, weil die Kinder mit noch gesteigerter Aufmerksamkeit abzuschätzen und zu ergründen suchen, wann ihnen ihre Eltern wirklich zur Verfügung stehen. Aus ihrer Not heraus verlegen sie sich als »letztes Mittel« auf ein chaotisches Verhalten, das ihre ständige Beachtung durch die Eltern erzwingt.

Die Klärung der Verantwortungsverteilung innerhalb der drei Generationen führt zur Eindeutigkeit in den Beziehungen und damit zur beruhigenden Herstellung des Sicherheitsgefühls in dem zuvor verstörten Kind.

Diagnose: Kompetent erkennen

Selbstverständlich muß man sich versichern, ob ein Kind mit Verhaltensauffälligkeiten, das von den ratsuchenden Eltern und Erziehern als »ADHS«-Kind vorgestellt wird, auch wirklich ein solches ist. Außerhalb der Medizin wird gemeinhin ein außerordentlich buntes Spektrum von unerwünschten, störenden und Problem-anzeigenden Verhaltensweisen als ADHS bezeichnet.

Damit ist aus medizinischer Sicht ein Störungsbild gemeint, das den Klassifikationskriterien der WHO entspricht.

Diese Kriterien sind heute international eindeutig definiert (DSM III-R von 1980 bzw. DSM IV-R von 1987, ICD-10 von 1990, ANCC 1996). Die als spezifisch geltenden auffälligen Verhaltensweisen sollen situationsstabil (unter wenigstens zwei verschiedenen Bedingungen) auftreten. Bei ihrer Erfassung soll zusätzlich eine klare Trennung der sozialen und kognitiven Störungen erfolgen.

Die Diagnose wird in Deutschland zumeist klinisch auf der Basis der Klassifizierung nach dem Diagnosenormal ICD-10 gestellt. Da sich die Leitlinien zur Diagnostik von ADHS sehr stark an der Symptomatik orientieren, provozieren sie allzu leicht auch symptomorientierte Behandlungsstrategien. Die Ursachen für die Entstehung und die Ausprägung dieser Symptome bleibt bei dieser Art der Diagnose ausgeklammert. Das ist das zwangsläufige Vorgehen einer Medizin, die sich in erster Linie für die Heilung von Krankheiten zuständig fühlt und es nicht als ihre vorrangige Aufgabe betrachtet, die Entstehung dieser Erkrankungen zu verhindern. Sie muß möglichst sorgfältig diagnostizieren und effektiv therapieren, kann sich aber nur wenig um die familiären, sozialen oder gar gesellschaftlichen Faktoren kümmern, die zur Ausbildung dieses Krankheitsbildes beitragen. Zudem tritt die ADHS-Symptomatik selten allein auf, sondern zusammen mit anderen Erscheinungen, die mindestens so wichtig, mindestens so relevant und in der Hierarchie der Probleme möglicherweise sogar höher anzusiedeln wären. Vielleicht ist all das, was sich bei ADHS-Kindern auf der Ebene des Verhaltens diagnostizieren läßt, die motorische Unruhe, die gestörte Aufmerksamkeit und die mangelnde Impulskontrolle nur die »gemeinsame Endstrecke« anderer zugrundeliegender Störungen und Fehlentwicklungen.

Eine Diagnose unter Gesichtspunkten der Kinderpsychiatrie muß deshalb grundsätzlich fünf Bereiche erfassen:

1. psychiatrische Symptomatik
2. körperliche Gesundheit (auch Stoffwechselstörungen, Allergien, Nahrungsmittelunverträglichkeiten etc.)
3. intellektuelle Entwicklung
4. Teilleistungsschwächen (auch Wahrnehmungs- und Sinnesverarbeitungsstörungen)
5. familiäre Bedingungen und weitere Faktoren der sozialen Umgebung

Neben aktuellen Beschwerden und der Verhaltensbeobachtung erkundet das klinische Interview die individuelle Entwicklungsgeschichte des Kindes seit der Schwangerschaft. Die zeitliche Abfolge der erreichten Meilensteine der Entwicklung (freies Laufen, Erlernen von Sprechen und Sprache, Beherrschung der Ausscheidungskontrolle u. a. m.), Bewältigung körperlicher Erkrankungen oder bleibende Beeinträchtigungen werden dadurch ersichtlich. Ist das Kind den schulischen Anforderungen nicht gewachsen, müssen die Fragen von Intelligenzentwicklung und Teilleistungsschwächen (z. B. im Umgang mit der geschriebenen Sprache) beantwortet werden. Durch Beleuchtung des familiären Entwicklungsumfeldes wird versucht, die bestehenden Schwierigkeiten in ihrer Beziehung zur Familie zu verstehen (Jacobvitz et al. 2004). Weitere widrige Umstände im außerfamiliären Umfeld können zur Erklärung des aktuellen Problemmusters herangezogen werden.

Darüber hinaus versteht sich der Facharzt auf eine Fülle von testpsychologischen Untersuchungen, aus der auszuwählen ist, welche Verfahren Licht in das Dunkel bringen können. Es hängt von deren theoretischer Orientierung ab, ob er diagnostische Zeichnungen und andere Gestaltungsaufgaben (tiefenpsychologische Ausrichtung) einsetzt oder familiendynamische Prozesse in den Vordergrund der Diagnose stellt.

Eine Beurteilung umfaßt zudem die Erstellung einer sogenannten Differentialdiagnose:

Seelische Irritationen gehen fast immer mit Beeinträchtigung der Aufmerksamkeit einher. Gerade für kleine Kinder ist es bisweilen eine schwierige Aufgabe, die Beherrschung ihrer Impulse zu erlernen. Oft drücken sie ihre Gefühle mit den Mitteln ihrer Bewegungsfähigkeit aus. Es bereitet erhebliche und bis heute nicht befriedigend oder gar gültig gelöste diagnostische Schwierigkeiten, will man diese Bereiche des kindlichen Verhaltens im Sinne von gesund oder krank beurteilen.

Offenbar hat es sich weltweit eingebürgert, die Klärung der erwähnten fünf Bereiche zu vernachlässigen, wenn es um eine ADHS-Fragestellung geht.

Gemäß internationaler Übereinkunft werden zu diagnostischen Zwecken 18 kindliche Verhaltensmerkmale beurteilt. Eine *Aufmerksamkeitsstörung* gilt als zu erkennen, wenn sechs der folgenden neun Kriterien gegeben sind:

1. macht häufig Flüchtigkeitsfehler
2. zeigt verminderte Aufmerksamkeit
3. hört nicht zu
4. bringt Pflichten nicht zu Ende
5. hat Organisationsschwierigkeiten
6. empfindet Abneigung gegen Anstrengungen
7. verliert oft Arbeitsmittel
8. ist leicht ablenkbar
9. ist vergeßlich im Alltag

Von fünf Kriterien, die eine *Überaktivität* bezeichnen, müssen drei erfüllt sein:

1. zappelt
2. steht auf, soll jedoch sitzen
3. läuft bei unpassender Gelegenheit herum
4. spielt, beschäftigt sich nicht ruhig
5. ist unbeeinflußbar motorisch aktiv

Bei einer *Impulskontrollstörung* muß von vier Anzeichen eines zu beobachten sein:

1. platzt mit Antwort heraus
2. kann nur schwer warten
3. unterbricht, stört
4. redet übermäßig viel

Ist dazu noch eine Störung des Sozialverhaltens vorhanden, wird von einer *hyperkinetischen Störung des Sozialverhaltens* gesprochen.

Als ergänzende Kriterien wurde definiert:

1. Das Störungsmuster muß vor dem siebten Lebensjahr begonnen haben und bereits seit sechs Monaten bestehen.
2. Die Beeinträchtigung durch die Symptomatik ist in mindestens zwei verschiedenen Situationen (bei Kindern in der Schule und zu Hause) gegeben.

3. Es muß klar ersichtlich sein, daß eine wesentliche Beeinträchtigung der sozialen oder intellektuellen Leistungsfähigkeit besteht.
4. Die Symptome treten nicht im Zusammenhang mit einer anderen seelischen Störung auf.

(Quelle der Darstellung der diagnostischen Prozeduren sind die Diagnosencheckliste nach Döpfner und Lehmkuhl 1997 sowie die Übersichtsarbeit von Hechtmann 2000.)

Die geforderte Einschätzung/Beurteilung des kindlichen Verhaltens ist in hohem Maße von der Toleranz des Untersuchers abhängig und beleuchtet neben Verhaltensmerkmalen auch Aspekte der Beziehung und Kommunikation zwischen dem Kind und den Personen seiner Umgebung.

Die klinische Erfahrung zeigt, daß die mit diesem Diagnoseschema versuchte Einschätzung keineswegs ausreichend ist. Sie ermöglicht keine hinreichend sichere Zuordnung und erlaubt auch keine maßgeschneiderte Therapieplanung. Bei Grundschulkindern wird neben der Problemschilderung durch die Eltern die in hohem Maße toleranzabhängige Lehrerbeurteilung verlangt.

Zusammenfassend ist festzustellen, daß bis heute keine ADHS-beweisende Diagnostik verfügbar ist. Folglich muß auch bei ADHS-Fragestellungen die Forderung bestehen bleiben, die eingangs genannten fünf Bereiche mit hoher fachlicher Kompetenz zu bearbeiten. Soll ein Kind mit dem Kürzel »ADHS« in Beziehung gebracht werden, muß das Denken der Eltern und Fachleute anfangen, nicht aufhören.

Therapie: Effektiv und nachhaltig behandeln

»Zappelphilippe«, impulsive Sorgenkinder und kreative Träumer stellen Eltern, Pädagogen und Therapeuten vor zahlreiche ernste Probleme.

Jeder Kinderanalytiker, Verhaltenstherapeut oder Kinderpsychiater ist darin geübt, das kindliche Verhalten im Licht seiner Erkenntnisgrundlagen zu verstehen und die Bedeutung der Eltern für das Kind in seiner Entwicklung zu berücksichtigen.

Von zentraler Bedeutung für die Einleitung einer Behandlung ist, daß ADHS-Kinder, jüngere häufiger als ältere, scheinbar »schlecht hören«. Das gesprochene Wort der Eltern zeigt bisweilen derart unzureichende Wirkung, daß sogar eine Hörstörung vermutet wird, die aber nur in seltenen Fällen vorliegt.

Der »Hörstörung« von ADHS-Kindern wurde wissenschaftlich große Aufmerksamkeit geschenkt. Tatsächlich lassen sich Veränderungen der sogenannten zentralen Verarbeitung von Höreindrücken zeigen. Klein- und Grundschulkinder mit ADHS-Problemen differieren laut den Ergebnissen der jüngsten elektrophysiologischen Forschung in ihren auditiv-rezeptiven Funktionen, wodurch die Aufrechterhaltung der Aufmerksamkeit beeinträchtigt wird (Kemmner et al. 1996; Chermak et al. 1999). Diese Variationen bedeuten aber keine Einschränkung des Hörvermögens. Die Kinder bedürfen der sogenannten vollständigen sensorischen Erfahrung, um sozial angemessene Äußerungen gestalten zu können (Grinder und Bandler 1982). Die Eltern favorisieren ungeachtet der klinisch eindrucksvollen und neurophysiologisch nachweisbaren akustischen Perzeptionsvarietät von frühester Zeit an einen überwiegend verbalen Erziehungsstil trotz seines Mißlingens und erschweren dem Kind damit die sichere Wahrnehmung von Grenzen und Regeln.

Schon unsere Umgangssprache enthält solche vom Hören abgeleitete Begriffe, die das erschwerte Miteinander einer Unfähigkeit oder Unwilligkeit des Kindes zuschreiben: Die Eltern klagen, ihr Kind sei ungehorsam, gehorche nicht. Sprachkompetente Kleinkinder mit gesunden Ohren wollen anscheinend »nicht hören«. Die Eltern geraten in Wut und Verzweiflung, weil ihr Kind »seine Ohren auf Durchzug stellt«. Sie wiederholen ihre sprachlichen Aufforderungen und versuchen ihr Kind schließlich mit erhöhter Lautstärke zu erreichen. Bei älteren Kindern kommt es vor, daß sie sich in der Schule nicht an die bekannten Regeln halten, mit sprachlichen Mitteln nicht darauf zu verpflichten sind. Schließlich motorisch ruhiger gewordene Jugendliche verharren in unrealistischem Träumen und kommen den an sie gestellten Forderungen weder in Schule noch im Alltagsleben nach.

Können diese Kinder schließlich mit sprachlichen Mitteln wieder erreicht werden und beginnen sie, angemessen und sozial verläßlich zu reagieren, ist ein Kernproblem gelöst. Bleibt diese Kontaktstörung erhalten, dann fixiert sich im schlechtesten Fall ein Beziehungsgefüge, das der Familienforscher Helm Stierlin als eine negative Gegenseitigkeit gekennzeichnet hat (Stierlin 1976). Weder die Eltern oder Pädagogen noch das Kind erfahren im Verlauf des kommunikativen Geschehens angemessene positive Antworten bzw. Reaktionen. Beide erleben sich als schlecht behandelt und reagieren schließlich mit ihrem Rückzug aus der Situation: das Kind, indem es in seinem Tun scheinbar beziehungslos fortfährt, die verantwortlichen Personen, indem sie ihre Bemühungen um einen konstruktiven Kontakt aufgeben. Beide Seiten fühlen sich entwertet und geraten in eine negative Stimmung, die von Traurigkeit und auch von Wut aufeinander gekennzeichnet ist.

Das therapeutische Kunststück besteht nun darin, eine positive Gegenseitigkeit wiederherzustellen; beide Seiten, Eltern und Kinder sollen sich angesprochen und verstanden fühlen und in bezug auf den anderen handeln. Erst wenn alle gewinnen, keiner verliert, können pädagogische und therapeutische Wege fruchtbare Ergebnisse bewirken. Dabei liegt ohne jede Schuldzuweisung die erste Verantwortung für den Anstoß dieses wünschenswerten Wandels bei den Erwachsenen. Das Gelingen dieser Bemühung setzt unter anderem voraus, daß Eltern und Pädagogen – auch mit therapeutischer Hilfe – wieder an die lösende Veränderung, die Möglichkeit des Andersseins glauben.

In der deutschen Kinderpsychiatrie hat die klinische Bedeutung der auf den Kommunikations- und Systemwissenschaften basierenden Familientherapie bisher nur wenig Resonanz gefunden. Deren Anfänge in Amerika wurden durch wenige namhafte deutsche Familienforscher z. T. in Vernetzung mit einer Mailänder Initiative europaweit bekannt gemacht und wesentlich weiterentwickelt. Wir beschränken uns hier auf wenige exemplarische Literaturhinweise: Watzlawick 1974 u. 1986, Stierlin 1976, Selvini-Palazzoli 1978, Bateson 1980, Keeney 1987, Ludewig 1992, Schiepek 1999.

Es bleibt zu hoffen, daß die Eltern des betroffenen Kindes Beratern und Therapeuten begegnen, die im Bewußtsein der Komplexität von ADHS-Konstellationen handeln können. Sie werden auch die Kräfte und Möglichkeiten der Familien einbeziehen und sich darum bemühen, solche Fähigkeiten zu erkennen oder zu entwickeln.

Die scheinbar rasch wirksame medikamentöse Behandlung, die mit dem vermeintlichen Defekt des kindlichen Gehirns begründet wird, behindert die Entwicklung einer Sichtweise, die dem Kind und seiner Familie erst gerecht werden kann.

Die Vielfalt der sinnvollen Therapiebausteine kann mit einem Defizit-orientierten Behandlungsansatz nicht erfaßt werden. Deshalb muß die therapeutische Bemühung um Veränderung von ADHS-Konstellationen aufwendig sein. Der geforderte Therapieaufwand entspricht nicht nur den in neuester Zeit definierten Grundprinzipien des kinder-psychiatrischen Handelns (Schaff 2001), sondern führt auch langfristig zu besseren Ergebnissen. Anfang der 90er Jahre wurde u. a. von Barkley prognostiziert, daß bei ca. 80 % der betroffenen Kinder das ADHS-Problem lebenslang bestehen bleibt (Barkley 1991). Eigene therapeutische Erfahrungen lassen dagegen eine bessere Prognose erwarten, wenn familienbezogen behandelt wird: Im Elternurteil hatten sich 82,6 % der Kinder fünf Jahre nach der Behandlung bezüglich Aktivitätsniveau und Aufmerksamkeitsleistungen weitgehend normal entwickelt (Bonney 2000).

Die folgenden Therapiebausteine werden aus einer familienorientierten, systemischen Sicht zunächst für Berater und Therapeuten dargestellt. Deren Einsatz ist mit den meisten Therapierichtungen vereinbar und von jedem zu nutzen, der sich für die Behandlung von verhaltensgestörten Kindern entsprechend qualifiziert hat.

Eltern suchen Beratung und Therapie dann auf, wenn ihre eigenen Anstrengungen fruchtlos geblieben sind. Zuvor haben sie umfassende Erfahrungen mit ihrem Kind gemacht. Sie sind mit Informationen ausgestattet, waren bereits bei anderen Stellen und haben eigene Überlegungen zu möglichen Ursachen und hilfreichen Chancen angestellt. Sie kennen die gängigen Theorien, waren bei Ärzten, Beratern und in Vorträgen und haben in Büchern über die Probleme gelesen, für deren Lösung sie nun erneut Rat suchen. Bei den Kindern hingegen entsteht Irritation, sie wissen nicht, warum die Eltern sie zu fremden Menschen bringen. Sie spüren vielleicht, daß irgend etwas nicht in Ordnung sein soll: Die Kindergärtnerinnen waren in der letzten Zeit nicht so nett, andere Kinder wollten nicht mehr mit ihnen spielen, in der Schule war es unangenehm, weil die Lehrer sich streng und vorwurfsvoll zeigten, schlechte Stimmung zu Hause herrschte und nun »schon wieder« diese langweiligen neugierigen Fragen auf sie zukommen.

Fallbeispiel: Klaus, acht Jahre alt, wird von seinen Eltern zum »ADHS-Test« angemeldet. Seine engagierte Lehrerin hat eine schulinterne Fortbildung absolviert und achtet seitdem bei ihren Schülern auf solche Verhaltensweisen, die für diese Störung sprechen könnten. Die Eltern rechnen nun mit der Durchführung eines solchen ADHS-Tests in der kinderpsychiatrischen Praxis, weil sie nicht wissen können, daß ein einzelnes ADS-spezifisches Verfahren gar nicht existiert. Sie stehen sehr unter Druck und hoffen nun auf den testpsychologischen Beweis, der nach ihrer Erwartung erst die richtige Behandlung ermöglichen wird.

Es ist dringend angezeigt, vorsichtig über die zu beachtende Komplexität der Problematik aufzuklären. Die Eltern lassen sich zu einer detaillierten Besprechung der bestehenden Schwierigkeiten einladen, in der herausgearbeitet werden kann, was Klaus tut und wie andere Menschen damit umgehen. Eine diagnostische Zuordnung kann vorerst in den Hintergrund treten: Die Eltern äußern sich zum Verhalten ihres Kindes, wie es ihrer Meinung nach entstanden ist und welchen Einfluß es auf die Familie nimmt. Beide Eltern gehen von einer Gehirnstörung bei Klaus aus. Deswegen sind sie sehr beunruhigt und können kaum noch an die Möglichkeit einer Heilung glauben.

Sie lassen sich über die ungeklärten wissenschaftlichen Fragen informieren und schöpfen nun doch Hoffnung auf Veränderungen. Die Begegnung mit einem auf Lösungen gerichteten Behandlungsansatz führt zu einer Neudeutung der Schwierigkeiten. Die Eltern erfahren, daß der Therapeut mit ihrer Motivation rechnet, die Heilungsschritte gemeinsam zu planen und durchzuführen.

Die erste Begegnung mit der Familie muß deren Vorerfahrungen berücksichtigen und aufdecken. Dem nächsten Experten wird nicht automatisch ein Behandlungserfolg zugetraut, weil er für die Eltern neu ist. Zunächst sind die Eltern selbst als Experten für das Wohl ihrer Kinder anzusehen. Sie verdienen jede Anerkennung, weil sie trotz ihres Gefühls, versagt zu haben, sich an andere Menschen wenden und dort um Hilfe bitten. Nur zu oft haben sie sich Anklagen und Vorwürfe anhören müssen. Dazu sind sie einer dichten, in sich widersprüchlichen Vielfalt von Meinungen ausgesetzt, die jede für sich objektiv richtig sein will. Alle meinen recht zu haben: Lehrer, Ärzte, Nachbarn und Verwandte. Im Fall von ADHS-Problemen ist eine Versklavung der Meinungsbildung zu beobachten (Haken 1995): Wissenschaft und öffentliche Meinung haben sich wohl darauf geeinigt, daß »die Ursache« von ADHS in einer Gehirnstörung zu suchen ist.

Den Eltern sollte garantiert werden, daß ihre Erfahrungen mit ihrem Kind und ihre bis dahin entwickelten Auffassungen gewürdigt werden. Erst dann werden sie sich gemeinsam mit dem Therapeuten auf diese fünf Schritte einigen können:

1. Das Problem definieren und klären.
2. Die Bedeutung des Problems im Lichte und Verlauf der Familiengeschichte erfassen.

3. Der Familie ihre Rolle als Auftraggeber des gewünschten Wandels verdeutlichen.
4. Vermutungen über die Entwicklung der Familie nach erreichter Lösung anstellen.
5. Ziele und Methoden in gemeinsamer Verantwortung von Therapeut und Familienmitgliedern festlegen.

Eltern als verantwortliche Experten für das Wohl ihrer Kinder betrachten

Wenn Eltern bei ihrem Kind über längere Zeit hohes Fieber feststellen, können sie für die notwendige medizinische Hilfe sorgen. Sie können mit einiger Sicherheit entscheiden, wann ein Hausmittel nicht ausreicht und deshalb ein Arzt konsultiert werden muß. Weitaus schwieriger gestalten sich Diagnose und Behandlung, wenn es um seelische Störungen geht. Die Grauzone zwischen seelisch gesund und seelisch krank ist sehr breit.

Bis heute wurde kein diagnostisches Verfahren entwickelt, mit dem das als »ADS« bezeichnete Phänomen sicher zu beurteilen ist. Dennoch hat sich eine trügerische diagnostische Sicherheit mit daraus abgeleiteten Behandlungsrichtlinien ausgebreitet. Eltern geraten daher erheblich unter Druck, wenn sie ihr Kind eigentlich nicht als krank erleben oder alarmiert sind über Berichte von Nebenwirkungen bei einer Behandlung mit Medikamenten.

Fallbeispiel: Die sechsjährige Jessica treibt ihre Mutter zur Weißglut. Sie tobt unaufhörlich in der Wohnung herum, zeigt sich unbeeinflußbar und ist in der Vorschulklasse nicht zu führen. Sie drangsaliert in gefährlicher Weise ihre zweijährige Schwester und weigert sich am Abend, ins Bett zu gehen. Die Kinderärztin hat ADHS diagnostiziert und als einzigen Weg die Behandlung mit Ritalin® vorgeschlagen bzw. verlangt.

Jessica hat sich daraufhin schlagartig geändert: Urplötzlich verhält sie sich zu Hause ruhig und paßt sich in der Schule an. Zugleich hat das ohnehin sehr zart konstituierte Mädchen jedoch eine ausgeprägte Appetitstörung entwickelt und in kurzer Zeit zwei Kilogramm an Körpergewicht verloren. Die Kinderärztin versucht die Mutter zu beruhigen. Es handle sich um eine sicher bald abklingende Nebenwirkung der unausweichlich notwendigen Arzneibehandlung. Als Jessica dazu über eine schlimmer werdende Traurigkeit klagt, wächst die Angst der Mutter. Sie erlebt ihre Tochter nun als krank und bittet um eine Änderung der Behandlung. Die Ärztin macht der Mutter massive Vorwürfe: Wenn sie nicht die Gesundheit ihrer Tochter aufs Spiel setzen wolle, müsse sie der Therapie in der bisherigen Form weiter zustimmen. Ängstlich und mit Selbstvorwürfen wendet sich die Mutter an eine andere Stelle. Nach Beendigung der medikamentösen Behandlung zeigt Jessica zunächst wieder das anfängliche Störungsbild. Der nun erarbeitete Behandlungsplan wirkt sich zunächst günstig in der Schule aus, während das Mädchen den Eltern weiterhin große Schwierigkeiten macht. Schließlich gelangen die Eltern zu einem anderen Verständnis ihres Kindes und können wirksame pädagogische Verhaltensweisen entwickeln, an deren Verwirklichung sich nun auch der Vater beteiligt. Vier Wochen nach Beginn der Behandlung hat sich das gesamte familiäre System beruhigt. Die Eltern kommen mit gelegentlichen begleitenden Beratungen aus.

Solange keine treffsichere Diagnostik zur Unterscheidung von gesunden und »ADHS«-Kindern zur Verfügung steht, kann es nur um die Entwicklung von Lösungen für die jeweiligen Verhaltensauffälligkeiten gehen. Zur umfassenden Information muß sich jeder Berater oder Therapeut zuerst auf die Angaben der Eltern stützen. Wenn die Eltern sich respektiert und verstanden fühlen, werden sie die vorgeschlagene Behandlungsweise unterstützen.

Das Problem bezeichnen

Am Anfang einer jeden Beratung steht nicht eine Diagnose, sondern ein Anliegen: Eltern sorgen sich um ihr verhaltensauffälliges Kind, dem sie aus eigener Kraft nicht helfen können.

Pädagogen im Kindergarten oder Lehrer in der Schule haben sich beklagt. Eltern anderer Kinder beschweren sich.

Die Berater werden häufig schon bei der telefonischen Anmeldung mit Diagnosenamen konfrontiert. »Mein Kind hat ADHS, es ist hyperaktiv. Können Sie diese ›neue Krankheit‹ erkennen? Verfügen Sie über therapeutische Erfahrung damit?«

Die meisten Eltern wollen nicht mit leeren Händen in die Beratung kommen und als unwissend dastehen und haben sich deshalb vorher eingehend informiert.

Sie haben gehört, das Verhalten des Kindes sei die Folge einer ganzen Reihe negativer Einflüsse, von Neurobiologie, Stoffwechsel, Allergien, Ernährung und Vererbung. Die damit angenommene Dauerhaftigkeit oder gar Unveränderbarkeit des Problems führt zu massiven Ängsten. Auf diese Sorge ist einzugehen, wenn man zu einer Lösungsarbeit einladen will. Nützlich und angemessen ist der Hinweis auf die bisher gegebene diagnostische Unsicherheit. An begründeter Information bereichert, sind Eltern so eher dazu bereit, auf Veränderungen zu hoffen.

In jedem Fall tut ein Therapeut gut daran, unter Anerkennung der Erfahrungen und des Wissens der Eltern zunächst zur Ebene der Tatsachen zurückzugehen: Was tut das Kind unter welchen Bedingungen?

Die Bedeutung/Deutung seines Verhaltens hängt von den beobachtenden Personen und ihren Theorien ab. Ein Neurobiologe denkt an komplizierte elektrische und chemische Abläufe im Gehirn. Ein Verhaltenstherapeut analysiert eine Kette von sich bedingenden Reizen und Reaktionen, und ein Kinderanalytiker erkennt den Ausdruck der nicht unmittelbar beobachtbaren Seelentätigkeit. Den Familientherapeuten beschäftigt die Wirkung und Veränderung des Verhaltens innerhalb des familiären Gefüges.

Wurde schließlich ein greifbarer Anfang für die Lösung des Problems gefunden, tritt für die Eltern die Frage nach einer wissenschaftlich exakten Diagnose in den Hintergrund.

Fallbeispiel: Der neunjährige Steffen benötigt zur Erledigung seiner täglichen Hausaufgaben am Küchentisch nahe zu den gesamten Nachmittag. Die Eltern haben längst erkannt, daß die andauernde Anwesenheit der Mutter dabei nutzlos ist. So soll er seit einiger Zeit die Aufgaben in seinem Zimmer erledigen. Anscheinend bereitwillig setzt er sich nach dem Mittagessen an seinen Schreibtisch, verlangt aber, daß die Zimmertür offen bleibt. Aus dem Zimmer dringt eine anhaltende Mischung von verschiedenen Geräuschen an das Ohr der Mutter: Steffen gibt undefinierbare Laute von sich, klopft mit dem Stift auf den Tisch und läuft immer wieder polternd umher. Immer wieder verläßt er Arbeitstisch und Zimmer, als wolle er unbedingt das Geschehen in der Wohnung mitbekommen oder gar kontrollieren. Die Aufforderungen seiner Mutter, im Zimmer zu bleiben und ruhig weiterzuarbeiten, scheint er nicht zu hören. Es bleibt beim Herumlaufen, und der Geräuschpegel steigt weiter an. So sieht sich die Mutter gezwungen, den Nachmittag im Kinderzimmer und bei den Schulaufgaben zu verbringen.

Die Einigung auf eine Problemdefinition zwischen Eltern und Beratern ist die erste Voraussetzung für die Festlegung des Behandlungsziels. Von Anfang soll den Eltern deutlich werden, daß sie zur Mitwirkung an den möglichen Veränderungen fähig sind. Die Experten entwickeln Lösungsideen, die in Zusammenarbeit mit der Familie schließlich verwirklicht werden können. Die Eltern werden noch besser an ihre eigenen Fähigkeiten glauben, wenn das Problem unter Vermeidung von medizinischen oder psychologischen Fachbegriffen erst einmal benannt wird. Sie wissen in der Regel um die besondere Empfindsamkeit ihres Kindes und nehmen die positive Deutung als Gefühlsbetontheit gerne an. Sie haben die wirkungslosen verbalen Aufforderungen Appelle gegenüber ihrem »ungehorsamen« Kind, das anscheinend »nicht hören will«, erfahren. Sie müssen alltäglich mit der ausgeprägten motorischen Aktivität ihres Kindes umgehen. Nach passender Vorbereitung akzeptieren sie gerne folgende durchaus humorvolle Charakteristik ihres Sorgenkindes: »Gefühlsmenschen haben keine Ohren und bewegen sich gerne.« Damit fühlen sie sich ausreichend verstanden, vermindern ihre Angst und können eher eine positive Entwicklung erwarten.

Die Geschichte des Problems und seine Bedeutung für die Familie beleuchten

Wenn ein Kind auffälliges Verhalten zeigt, fragen sich Eltern oft nach Ursachen und Gründen. Sie denken vielleicht an Belastungen in der Schwangerschaft oder frühere gesundheitliche Probleme des Kindes, die nun ihre späten Auswirkungen zeigen. Sie erinnern sich an düstere Voraussagen von Krankenschwestern in der Entbindungsklinik oder an Ärzte anläßlich der Vorsorgeuntersuchungen: »Schon damals hat etwas mit dem Kind nicht gestimmt.«

Berater müssen damit rechnen, daß in diesem Zusammenhang kleinste Ursachen größte Wirkungen haben können.

Fallbeispiel: Frau D. stellt ihren achtjährigen Sohn in der Sprechstunde vor. Michael ist ein altersgemäß entwickelter Junge, der für Eltern und die Lehrerin eine große Herausforderung bedeutet, weil er sich kaum führen läßt. Sein Schulerfolg ist bedroht. Er widersetzt sich den Anweisungen der Lehrerin, verhält sich unaufmerksam und folgt auch zu Hause nur seinen Spielimpulsen. Die Eltern meinen, erzieherisch auf ganzer Linie versagt zu haben. Nach der regulär verlaufenen Geburt war die Mutter hochgradig erschöpft und stimmte daher zu, daß Michael die erste Nacht im Neugeborenenzimmer der Entbindungsklinik verbrachte. Am nächsten Morgen bringt die Krankenschwester der Mutter das Neugeborene mit der leicht hingeworfenen Bemerkung: »Mit dem werden Sie noch jede Menge Schwierigkeiten haben!« Obwohl sich Michael in den ersten Wochen und Monaten bestens entwickelt, kann die Mutter diese Bemerkung nicht vergessen. Täglich betrachtet sie ihr Kind und erwartet Probleme. Mit Einsatz des Trotzalters fürchtet sie, ihrem Sohn zu schaden, wenn sie ihm Grenzen setzt. Sie rechnet mit einer besonderen Verwundbarkeit des Kindes und ist um die

Vermeidung jeder Spannung bemüht. Zwischen den Eltern wächst ein kritischer Gegensatz, weil der Vater die besondere Vorsicht der Mutter nicht nachvollziehen kann. Frau D. wirft zugleich ihrem Mann seine Sorglosigkeit vor, der sich mehr und mehr aus der erzieherischen Verantwortung zurückzieht. So erfährt Michael eine Erziehung ohne Grenzen, die ihm die Entwicklung der nötigen Impulskontrolle nicht ermöglicht.

In solchen Fällen kommt es darauf an, für die Beruhigung der Eltern/Mutter zu sorgen. Wenn der Berater sich die gesundheitliche Entwicklung des Kindes detailliert schildern läßt und die gut verlaufene Gesamtentwicklung als positiv hervorhebt, fassen die Eltern neuen Mut. Sie können so ihre Befürchtungen relativieren, Tatsachen ins rechte Licht rücken und auf die Leistungsfähigkeit ihres Kindes vertrauen.

Wesentlich schwieriger gestalten sich solche Bemühungen um die nachträgliche Versicherung der Eltern, wenn ihr Kind am Anfang des Lebens ernstlich erkrankt war und die Eltern daher große seelische Belastungen zu bewältigen hatten. Die beängstigende Erfahrung hinterläßt dann oft tiefe Spuren. Die Eltern erleben ihr Kind häufig auch dann noch als bedroht, wenn die frühere Krankheit gar nicht mehr besteht. Verständlicherweise rechnen sie mit möglichen Schädigungen ihres Kindes und werden leider allzuoft auch durch vorschnelle ärztliche Stellungnahmen darin bestätigt. Nur mit großen Schwierigkeiten können sie angesichts der bestehenden Verhaltensprobleme die heute gegebene Gesundheit ihres Kindes und dessen gute Chancen sehen lernen.

Zwei Fallbeispiele: Der achtjährige Friedhelm wird wegen seines hypermotorischen Verhaltens und bedrohten Schulerfolgs vorgestellt. Auch im Elternhaus zeigt er sich unberechenbar und sprunghaft. Er war mit zwei Jahren an Krebs erkrankt, weshalb damals noch kontinuierliche Kontrolluntersuchungen vorzunehmen waren. Die Eltern stehen noch zum Zeitpunkt der Erstvorstellung unter dem Eindruck der ehemaligen tödlichen Bedrohung für ihren

Sohn. Sie hatten sich daran gewöhnt, dem offensichtlich sehr begabten Sohn kaum Grenzen zu setzen, da sie immer noch ein Wiederaufflackern der Krankheit fürchteten. Zudem rechneten sie mit einer Gehirnschädigung des Kindes durch die bis dahin eingesetzten Medikamente. Im Verlauf der Behandlung konnten sich die Eltern von der körperlichen Unversehrtheit ihres Sohnes überzeugen und erleben, welchen Einfluß sie als Eltern auf ihren Sohn ausüben konnten. Sie veränderten ihren Erziehungsstil und erreichten so, daß der lebhafte und an sportlichen Leistungen interessierte Friedhelm mit gutem Erfolg das Gymnasium bewältigte.

Aaron M. ist das einzige Kind seiner Eltern. Mit etwa sechs Monaten entwickelte er eine seltene Form von Bronchitis, die in eine mittlerweile ausgeheilte Asthmaerkrankung mündete. Der Kinderarzt riet den Eltern zu bestimmten Verhaltensweisen, mit denen allein der mögliche frühe Tod des Säuglings abzuwenden wäre. Folglich gewöhnten sich die Eltern an eine permanente Aufmerksamkeit gegenüber dem Säugling, um auf einen Hustenanfall richtig und lebensrettend zu reagieren. Während der Vater dabei seiner Berufstätigkeit weiter nachgehen konnte, verabschiedete sich die Mutter lange Jahre von allen beruflichen Plänen. Im Rückblick erlebt sich die Mutter als die Lebensretterin ihres Sohnes, während der Vater schon längst auf die gewachsene Gesundheit und Belastungsfähigkeit von Aaron setzt. Aaron ignoriert seit seinem achten Lebensjahr die erzieherischen Anstrengungen seiner Mutter, während er sich gleichzeitig kaum von ihr trennen kann. Er artikuliert sogar seine Befürchtungen um einen urplötzlichen Verlust der Mutter. Seine mangelnde Reife ermöglicht ihm nicht, seine gute Begabung in der Schule zu nutzen. Er scheint zu träumen und erledigt auch zu Hause seine Aufgaben nur widerstrebend. Frau M. fühlt sich bezüglich der Sorge um den mittlerweile zehnjährigen Aaron von ihrem Mann alleingelassen. Immer noch in der heute irrationalen Angst um das Überleben ihres Sohnes schont sie ihn vor jeder Belastung und Einforderung von Grenzen. Zugleich hat sie im stillen eine riesige Wut auf Aaron entwickelt, weil er sie in seinen frühen Jahren derart intensiv in Anspruch genommen hat und er ihr das in keiner Weise dankt.

Die solchermaßen gesteigerte Wut hindert die Mutter an einer funktionierenden Erziehung. Im Verlauf der Familienberatung gelingt es ihr, die gegebene Konstitution ihres Sohnes zu akzeptieren. Sie beginnt, ihre zurückgehaltene Wut auf ihr Schicksal und auf ihren Sohn zu verstehen. Frau M. verliert ihre Angst vor einer Neuerkrankung ihres Sohnes und findet zusammen mit ihrem Mann eine wirksame Erziehungshaltung gegenüber Aaron. Die neue Gemeinsamkeit der Eltern beruhigt den Sohn. Er zeigt nun zunehmend selbständige Verhaltensweisen und bewältigt die schulischen Anforderungen.

Nicht immer halten Sorgenkinder die Ehe zusammen. Länger dauernde Erkrankungen des Säuglings oder Kleinkindes bedeuten für die Eltern chronischen Streß, dessen Bewältigung eine erhebliche Belastungsprobe für die Stabilität der Partnerschaft bedeuten kann. Besteht eigentlich kein Anlaß mehr, scheinen Mütter eher in der früheren Sorgenhaltung zu verharren, während Väter sich daran eher nicht mehr erinnern möchten. Dieser Unterschied zieht dann Erziehungsstildifferenzen und Meinungsunterschiede zwischen den Eltern (und Großeltern) nach sich, ein innerfamiliäres Konfliktpotential. Dieser Konflikt hat eine beunruhigende Wirkung auf das heranreifende reizoffene Kind, das immer auf Sicherheit bietende Beziehungen angewiesen ist. Diese wiederherzustellen ist eine zentrale Aufgabe der Familientherapie bei ADHS-Konstellationen.

Ausnahmen: Nichts ist immer

Ärzte sind im Erkennen von Störungen geschult. Psychologische Fachleute benutzen die gleiche Arbeitsweise, wenn sie sich in ihrer Beratung auf die in der Medizin üblichen und sinnvollen Ursache-Wirkungs-Analysen stützen wollen. Es ist ein Unterschied, ob störungs- oder lösungsorientiert gearbeitet wird. Im letzteren Fall muß vor allem in Erfahrung gebracht werden, unter welchen Bedingungen das Leben des Kindes ausreichend gut funktioniert. Es ist wichtig, alle Ausnahmen vom üblichen

ADHS-Verhalten und deren Rahmenbedingungen zu ermitteln. Auch sind »Zappelphilippe« schon vor dem Einsatz therapeutischer Bemühungen zu einer Veränderung ihres Verhaltens in der Lage. Sie besitzen durchaus eine Fähigkeit zur Impulskontrolle, wenn es »wirklich um etwas geht«.

Fallbeispiel: Carl besucht als 11jähriger die erste Realschulklasse. Seine Lehrerin ist verzweifelt. Carl ist wie zuvor in der Grundschule nicht davon abzubringen, in die Unterrichtsstunden hineinzurufen. Er sucht ständig grimassierend den Kontakt zu seinen Mitschülern, hat die Lacher auf seiner Seite und verpaßt die Unterrichtsinhalte. Auch zu Hause bietet er den Eltern große Erziehungsschwierigkeiten. Er behandelt seinen kränkelnden Vater in respektloser Weise und zeigt keine Bereitschaft, den pädagogischen Bemühungen seiner Mutter Folge zu leisten. Trotz belegter hoher Intelligenz ist sein Schulerfolg bedroht. Er orientiert sich allenfalls einmal an den Anregungen seines Großvaters, der ebenfalls im Hause lebt und dort die Regie beansprucht. Anfänglich bleiben alle therapeutischen Anstrengungen einschließlich der Familienberatung erfolglos. Carl ist alterstypisch auf Computerspiele fixiert und fordert die Anschaffung eines PC für seine eigenen Bedürfnisse. Die Eltern und Carl sind einverstanden, die beabsichtigte Anschaffung des Computers in den Dienst der Behandlung zu stellen. Als Problem wird seine Nichtbeachtung der Anweisungen seiner Lehrerin definiert. Bei täglicher Rückmeldung durch die Lehrerin wird ihm bei bewiesener Impulskontrolle die Gutschrift von DM 200,– zugesichert. Im gegensätzlichen Fall wird sein Konto um DM 400,– vermindert. Sollte ihn die Lehrerin von der kommenden Klassenfahrt ausschließen müssen, kostet ihn das DM 1000,–. Nach kurzer Zeit konnte Carl auf seinem Konto die Anschaffungssumme verzeichnen und bekam den gewünschten PC. Solchermaßen motiviert, war Carl sehr darüber erstaunt, wie leicht er seine Impulse zu beherrschen in der Lage ist. Sein Störverhalten in der Schule existierte dauerhaft. In der Folge erreichte er stabil gute Schulleistungen und änderte sein Bild von sich als Störenfried.

Die Herausarbeitung der Ausnahmen von problematischem Verhalten wirft ein für alle Beteiligten ermutigendes Licht auf das auffällige Kind. War der Blick zuvor stets auf die Störung gerichtet, entdecken nun Eltern und Kind wieder die Chancen für passendes Verhalten.

Die lösungsorientierte Beratung sieht darin eine Chance zur Veränderung, denn das Kind stellt damit seine prinzipiell gegebenen Fähigkeiten unter Beweis. Auch die Eltern erfahren somit, daß ihr Kind sich unter bestimmten Umständen angemessen verhalten kann. Sie müssen nicht weiterhin von einer unausweichlich chronischen Gestörtheit ausgehen, die in einem nur mangelhaft funktionierenden Gehirn begründet ist.

Eine englische Studie analysierte die kindliche Kompetenz zum sogenannten Delay-Verhalten: Kinder mit ADHS und eine gesunde Vergleichsgruppe hatten darin die Aufgabe, kontinuierlich einen Knopf zu drücken und dann auf ein Signal hin zu unterbrechen. Richtige Reaktionen wurden belohnt. Bei niedrig bemessener Belohnung waren die ADHS-Patienten den gesunden Kindern unterlegen. Wurde die Belohnung deutlich angehoben, übertraf die Problemgruppe die Leistungen der gesunden Kontrollgruppe (Sonuga-Barke 1998).

Die lösungsorientierte Psychotherapie eruiert auf der Grundlage eines »Nichts-ist-immer-Prinzips« grundsätzlich die Ressourcen ihrer Klienten. Bei Unterscheidung von Problem- und Lösungssystem lassen sich die bereits verfügbaren Möglichkeiten und Kompetenzen der Ratsuchenden ermitteln. Zur Theorie und deren klinischer Anwendung sei hier auf die Arbeiten von De Shazer verwiesen (De Shazer 1989).

Die neuen Erkenntnisse über die nutzungsabhängige Strukturierung des kindlichen Gehirns und seine erfahrungsabhängige Wandlungsfähigkeit unterstreichen die Bedeutung der erzieherischen Bemühungen, die auf die schon vorhandene Fähigkeit zur Impulskontrolle bauen. Dagegen gibt eine ängstliche, grenzenarme und uneindeutige Erziehung dem unruhigen Suchen des Kindes nach ständiger Stimulation Raum. Der auch neurobiologisch erklärbare Teufelskreis: »Stimulation weckt das Verlangen nach Stimulation« kann außer Kraft gesetzt werden, wenn das Kind die Früchte der Impulskontrolle erntet. Das ist eine pädagogische Aufgabe. Alle therapeutischen Bemühungen sollten die Eltern dabei unterstützen, ihre erzieherischen Fähigkeiten wiederzuentdecken und umzusetzen.

Erziehungsstil hinterfragen und Verteilung der Verantwortung regeln

Solange Eltern den Erfolg ihrer erzieherischen Bemühungen erleben, benötigen sie keine Beratung und sehen keinen Behandlungsbedarf für ihr Kind. Erst bei Versagen ihrer pädagogischen Anstrengungen suchen sie bisweilen mit dem Gefühl der Beschämung eine therapeutische Einrichtung auf. Beim Erstkontakt sind sie dann davon überrascht, daß sich ihr Zappelphilipp prinzipiell immer noch kontrolliert verhalten kann. Wenn sich die Eltern angesichts dieser Erfahrung gleichermaßen flügellahm selbst anklagen, benötigen sie Entlastung. Offensichtlich befindet sich die Familie in einer Sackgasse. Obwohl alle ihr Bestes versucht haben, ist die Beziehung zwischen Eltern und Kind in eine Krise geraten. Das Kind verhält sich selbstbezogen und ist kaum durch die häuslichen Erziehungsformen beeinflußbar. Das Kind wirkt verstört, die Eltern wissen sich angesichts ihrer Trauer und Wut kaum noch passend zu verhalten. Die Eltern verstärken ihre erzieherische Erfolglosigkeit durch ihre gegenseitigen Anklagen: Der eine sei zu nachgiebig, der andere zu hart, der eine lebe ganz auf das Kind bezogen, der andere verfolge nur noch seine eigenen Interessen.

Mit Blick zurück in die Säuglingszeit erinnern sich die Eltern daran, daß sie damals guten Zugang zu ihrem Kind hatten. Sie konnten seine Bedürfnisse erkennen und entsprechend darauf reagieren. Ohne viel überlegen zu müssen, taten sie das Richtige. Das hungrige Kind wurde gefüttert und mit Nahrung versorgt. Wenn es schrie, wurde es auf dem Arm der Eltern beruhigt. Die Eltern wußten es vor Gefahren zu schützen oder es wachsam aus gefährlichen Situationen herauszunehmen. Am Anfang stand die einsatzbereite Handlungsaktivität, d. h., das Tun der Eltern wurde von ihrer Ansprache des Kindes begleitet.

Ganz allmählich gelangten die sprechenden Erziehungsbemühungen in den Vordergrund. Der Erfolg dieser Bemühungen wuchs mit dem zunehmenden Sprachverständnis des Kindes. Ernste pädagogische Schwierigkeiten begannen erst dann, als das Kind scheinbar plötzlich mit Worten nicht mehr zu führen war. Obwohl das etwa zweijährige Kleinkind längst ein ausgedehntes Sprachverständnis zeigt und zur Freude der Eltern selbst auch schon recht gut sprechen kann, reagiert es wenig auf sprachliche Anweisungen. Neugierig auf jeden Anreiz aus seiner Umgebung steuert es scheinbar taub auf alles zu, was in seinen Blick fällt. Es ist mit Worten nicht davon abzubringen, seinen Impulsen zu folgen.

In der Regel haben die Eltern von ADHS-Kindern zu diesem Entwicklungszeitpunkt noch nicht zu einer handelnden Erziehungsform zurückgefunden. Sie vermehren statt dessen die Zahl der gesprochenen Worte und ernten damit nur eine Zunahme der motorischen Aktivität ihres Kindes. Bisweilen tut sich hier bereits eine Kluft zwischen den Eltern auf:

Während der eine Elternteil weiterhin an den schließlichen Erfolg der Rede glauben möchte, erlebt er den anderen als grob und verständnislos, wenn dieser tatkräftig Grenzen einfordert. Wachsende Ratlosigkeit und Enttäuschung lassen bei beiden Eltern ihre Wut wachsen, die sie am Einsatz nichtsprechender Erziehungsformen hindert. Werden sie in der Beratung an die Chancen des Tuns erinnert, fragen sie dann mit Entsetzen, ob sie ihr Kind denn schlagen sollen.

Die offen oder verhalten geführte Erziehungsstildiskussion zwischen den Eltern zieht immer wieder eine Spaltung der Verantwortung nach sich. Meist zieht sich der Vater zurück und lastet die Verhaltensproblematik des Kindes der ungeschickten oder wirkungslosen Erziehung der Mutter an. Auf diese unausgewogene Verteilung der Verantwortung reagieren die Herkunftsfamilien der Eltern oft mit einer Parteinahme, die den Graben zwischen den Eltern vertieft, und die ohnehin irritierbaren Kinder mit verstärkter Unruhe reagieren läßt.

Die Therapie muß gleichzeitig auf die Neuverteilung der

elterlichen Verantwortung und die Erweiterung des pädagogischen Spektrums zielen. Wenn beide Eltern in der Beratungssituation erleben, daß ihr Kind auf lenkende Impulse reagiert, können sie ihre pädagogischen Ohnmachtsgefühle überwinden.

Es ist für den Therapieerfolg von zentraler Bedeutung, daß die Eltern und das betroffene Kind möglichst innerhalb der ersten Sitzung eine neue Erfahrung machen. Durch eine vorsichtig dosierte, aber überraschende Berührung des Kindes durch die Therapeutin/den Therapeuten kann mit ziemlicher Sicherheit eine spontane Blickreaktion, eine gebündelte Aufmerksamkeit, die Unterbrechung des Bewegungsimpulses und das Hören auf gesprochene Worte ausgelöst werden. Diese Intervention ist im Verlauf der Sitzung mehrfach und zunächst kommentarlos einzusetzen, bis deutlich wird, daß die Eltern die veränderte Reaktion des Kindes wahrgenommen haben. Im Anschluß daran erhalten die Eltern einen kurzen Hinweis auf die Abfolge der verschiedenen Reaktionsformen des Kindes: Auf Berührung folgt Blickkontakt, Innehalten der Bewegung und Resonanz auf das gesprochene Wort. Den Eltern wird empfohlen, dieses Handwerkszeug immer einzusetzen, wenn sie mit ihrem Kind in Kontakt treten wollen.

Manchmal fällt es den Eltern schwer, die Sinnhaftigkeit dieses Vorgehens zu akzeptieren. Sie lassen sich dann gerne an ihre kommunikativen Fähigkeiten erinnern, über die sie bereits verfügten, als ihr Kind im Säuglingsalter war. Dieser Hinweis erinnert die Eltern zudem an eine Zeit, als die jetzt beklagten Schwierigkeiten noch nicht bestanden. Es ist den Eltern nachweislich gelungen, für die Entwicklung ihres Kindes zu sorgen. Ferner wissen die Eltern aus eigener Erfahrung, welche Steigerung ihrer Aufmerksamkeit sie selbst erleben, wenn sie etwa in einer Warteschlange (z. B. beim Einkaufen) durch eine unbekannte Person außerhalb ihres Blickfeldes unvermittelt berührt werden.

Chermak et al. (1999) beschreiben, daß die Stimulantienbehandlung keinen Einfluß auf die bei ADHS-Kindern veränderten Funktionsabläufe im peripheren und zentralen auditorischen System haben. Wenn diese Funktionsvarietäten ursächliche oder die Problematik unterhaltende Wirkung haben sollten, bekommt die beschriebene Induktion der kommunikativen Kette: 1. taktile Stimulation ⇒ 2. visuelle Reaktion ⇒ 3. akustische Reagibilität eine zentrale Bedeutung für die Therapie, der an der Wiederherstellung der gelingenden Beziehungen zwischen Kind und Eltern gelegen ist. Die Therapieerfahrungen lassen die Vermutung zu, daß mit der Einübung dieses Kommunikationsablaufes Veränderungen der zentralnervösen Verschaltungen erreicht werden, die durch Stimulantiengaben nicht zu erzielen sind. Die Kinder zeigen sich schließlich ohne Einsatz der kommunikativen Kette wieder reagibel auf Ansprache.

Fallbeispiel: Die sechsjährige Christiane bietet das gesamte ADHS-Spektrum. Dabei imponiert sie als sehr intelligent und feinfühlig. Sie hatte schon vor dem ersten Lebensjahr ein überdurchschnittlich weit entwickeltes Sprachverständnis und konnte mit zwei Jahren fehlerfrei kompliziertere Sätze sprechen. Mit Einsetzen der Trotzperiode reagierte sie nur noch eingeschränkt und widerstrebend auf die Erziehungsbemühungen der Eltern, die mit großer Freude und auch Stolz auf ihr offensichtlich gut begabtes und stets an Neuem interessiertes Töchterchen blickten. Christiane schien zu beanspruchen, daß jedermann sich der Verfolgung ihrer eigenen Interessen unterordnet. Die Eltern mochten sagen, was sie wollten: Christiane war von ihren Absichten nicht abzubringen. Trotz nachweislich hoher Intelligenz mußte sie die erste Grundschulklasse wieder verlassen. Sie zeigte sich nicht dazu bereit, die in der Schule geltenden Regeln zu befolgen. Zu Hause ereignete sich allabendlich ein Drama: Nach dem Abendessen sollte Christiane ins Bad gehen und sich bettfertig machen. Sie ging aber nicht. Sie hatte noch dies und das zu tun. Auch nach zahlreich wiederholten Aufforderungen durch die Mutter, die sich nach dem sehr anstrengenden Tag nun endlich ausruhen wollte, blieb sie bei ihrem Spiel. Der Vater hatte sich bereits an seinen PC-Arbeitsplatz in der Wohnung begeben und wartete auf die ersehnte Ruhe, damit er die noch anstehenden Arbeiten für seine berufliche Weiterqualifikation erledigen konnte. Aber Christiane lief in der Wohnung herum, und das um so hektischer, je später es wurde. Schließlich platzte dem Vater der Kragen: Mit lautstarken Vorwürfen an die Mutter ergriff er seine nun schreiende Tochter und schaffte sie ins Kinderzimmer. Christiane blieb jedoch nicht darin, kam zigmal wieder und verlangte schließlich, im Bett der Eltern schlafen zu dürfen. Das wird ihr mit einem Alles-Egal-Gefühl der Eltern gestattet. Erschöpft ging auch die Mutter wenig später zu Bett, während der Vater die verbleibende Stunde nutzte und sich dann im Kinderzimmer zur Nacht einquartierte.

In der Beratung wollen die Eltern zunächst dieses allabendliche Drama beendet wissen. Im Verlauf mehrerer Sitzungen entsprechend vorbereitet und instruiert stehen beide Eltern ohne Ankündigung vom Tisch auf, nehmen beide ihre Tochter bei der Hand. Sie führen sie wortlos und ruhig ohne jede Heftigkeit ins Bad, sorgen dort beide für die Abendtoilette und bringen Christiane zu Bett. Zu ihrer beider Überraschung nimmt ihre Tochter die gemeinsame Aktivität der Eltern an. Ohne jede weitere Anleitung übertragen die Eltern diesen wortarmen Erziehungsstil mit gutem Erfolg auf andere Situationen am Tage, die das Setzen von Grenzen und Einhalten von Regeln verlangen. Die Mutter genießt die tatkräftige Unterstützung des Vaters. Der Vater genießt den Zeitgewinn, zu dem er trotz seiner erzieherischen Mitwirkung gelangt, und freut sich auf sein eigenes Bett. Die Beruhigung des Mädchens wirkt sich auch auf die Situation in der Vorschule aus, so daß die reguläre Einschulung ins Auge gefaßt werden kann.

Aus Sicht der Familientherapie wie auch der Tiefenpsychologie ist die faktische Vaterlosigkeit oder nur eingeschränkte seelische Verfügbarkeit des Vaters von größter Bedeutung für die Entwicklung oder Aufrechterhaltung einer als ADHS klassifizierten kindlichen Verhaltensauffälligkeit. Auch aus psychoanalytischer Sicht wird diese problematische Entwicklung im Lichte der Abwesenheit des Vaters diskutiert. Die systemische Familientherapie setzt auf die oft gegebenen Chancen, den Vater mit einzubeziehen oder gleichsam »wiederzubeleben«. Im Verlauf von konfliktreichen Elternbeziehungen entwickelt sich die eingeschränkte väterliche Verfügbarkeit oder dessen mangelnde Teilhabe an der Verantwortung für das Kind sowohl als Folge der Ablehnung des Vaters durch die Mutter oder deren Herkunftsfamilie als auch als Ausdruck der väterlichen Resignation. Gerade männliche Therapeuten laufen Gefahr, in Koalition mit einer enttäuschten Mutter den Vater auszugrenzen. Väter zeigen sich zwar bisweilen recht zäh, wenn sie wieder in die Verantwortung für ihr Kind (ihren Sohn) eingebunden werden sollen, entwickeln jedoch eine dauerhaft präsente und tatkräftige Mitwirkungsbereitschaft, wenn sie ihre Kompetenz und deren Anerkennung durch die Mutter und den Therapeuten erleben dürfen. Dieser Prozeß hat eine positive Rückwirkung auf die Elternbeziehung und steht ebenso im Dienst der Versicherung und Beruhigung des Kindes.

Familiäre Konfliktkonstellationen verdeutlichen

Grundsätzlich wirken sich alle latenten und offensichtlichen Krisen in der Partnerschaft und familiäre Belastungen anderer Natur auf die seelische Verfassung und das Verhalten des reizoffenen Kindes aus. ADHS-Kinder sind in hohem Grade dafür empfänglich, ein spannungsgeladenes familiäres Klima wahrzunehmen und sich angesichts ihrer Orientierung auf Außenreize und Verstörbarkeit als erkennbares Konfliktzentrum anzubieten. Im Verlauf der systemischen Arbeit mit der Familie, die nicht Erziehungsberatung bleiben will, sollte den Eltern die Chance geboten werden, therapeutische Hilfen zur streßreduzierenden Bewältigung künftiger Krisen zu geben. Dieser weiter gestellte Blick wird dem irritierten Kind eher gerecht, als wenn es auf seine Problematik reduziert würde.

Zwei Fallbeispiele: Der achtjährige Martin träumt in der Schule vor sich hin. Die Lehrerin ist überrascht, daß er offensichtlich dennoch zu guten Lernergebnissen kommt. Zu Hause benötigt er sehr viel Zeit für die täglichen Hausaufgaben. Am Morgen zur Schule gehen zu müssen bedeutet für Martin einen erhebliche Belastung. Er kann sich kaum vom Elternhaus lösen und verlangt die Begleitung der

Eltern zum Schulgebäude. Dazu hat er sich verschiedene zwanghaft anmutende Verhaltensvorschriften verschrieben: Er ißt nur mit der Mutter zusammen, wenn sie den ersten Bissen zu sich genommen hat, und kopiert dann exakt ihren Eßvorgang. Martin zeigt einen roboterhaften Bewegungsablauf und lehnt alles Neue kategorisch ab, sei es eine Speise oder ein Spiel. Die Eltern kommen zur Beratung, nachdem andernorts diese Verhaltensauffälligkeiten als Folge einer Aufmerksamkeitsstörung gedeutet worden waren. Die Eltern mochten jedoch der angeratenen Stimulantienbehandlung nicht zustimmen. Martin kommt zusammen mit seinen Eltern mit versteinerter Miene in die Therapie. Zu deren Verwunderung läßt er sich überhaupt, wenn auch zögernd, auf eine spielerische Aktivität ein, nachdem ihm zugesichert wurde, daß er wählen darf und zu nichts gezwungen wird. Mit eher aufgehelltem Gesicht nimmt er die Einladung zu einer nächsten Begegnung an.

Zwischenzeitlich ist von den Eltern zu erfahren, daß der Vater, von Beruf Arzt, seit einigen Monaten an der unkorrigierbaren Überzeugung leidet, sehr bald unheilbar krank zu werden. Diese Sorge hat auch zu einer ernsten Gefährdung der Partnerschaft geführt. Den Eltern wird klar, daß der sehr feinsinnige und hochintelligente Martin, der nicht über diese Problematik informiert ist, offensichtlich ein Kontrollverhalten entwickelt hat. Seine Ängste lassen ihn nur schwer das Haus verlassen, führen zur Prüfung des Essens auf Unbedenklichkeit und rauben ihm seine Aufmerksamkeit für die schulischen Belange. Unendlich vorsichtig geworden, vermeidet er alles Neue, weil es Gefahren bringen könnte.

Die Therapie wird zweigleisig geführt: Martin kommt in Begleitung eines Elternteils zu für ihn reservierten Stunden und beginnt vorsichtig, sich auf neue Erfahrungen einzulassen. Die parallele Arbeit mit den Eltern sorgt für eine klare Trennung der Verantwortung zwischen den Generationen. Beide Eltern entwickeln neue Initiativen, um für sich zu sorgen. Die Mutter entscheidet sich für die Wiederaufnahme der lange ausgesetzten Tätigkeit als Lehrerin; der Vater beginnt mit einer psychotherapeutischen Behandlung.

Martin entdeckt innerhalb von 6 Monaten das Lachen wieder, hat Kontakt mit Kindern seines Alters und ißt, was ihm schmeckt.

Frau W. meldet sich auf nachhaltigen Druck durch die Schule zur Beratung an. Der achtjährige Jens-Ercan hätte sich nach Einnahme von Medikamenten dort zwar angepaßter verhalten, sei jedoch traurig und vergleichsweise eher antriebsarm geworden. Sie hätte deshalb die Arzneibehandlung beendet, werde nun aber wieder mit den Klagen der Lehrer und Miteltern der Schulklasse konfrontiert, weil ihr Sohn den Unterricht massiv störe und sich immer wieder in Auseinandersetzungen mit anderen Kindern verstricke und sehr grob mit diesen umgehe. Jens-Ercan imponiert bei der Erstvorstellung als »die geballte Wut«. Er läßt sich nur sehr schwer zu einem Mindestmaß an Kooperation einladen. Bereitliegende Jonglierbälle »pfeffert« er ohne jede Impulskontrolle in Richtung der Mutter und des Therapeuten. Die sprachlichen Bemühungen der Mutter scheint er nicht zu hören, und dementsprechend folgt er diesen auch nicht. Die Mutter zeigt sich dabei vollends hilflos. Jens-Ercan läßt sich nicht zur Ordnung rufen; der Therapeut hat sich also den Jungen mit ausgestreckten Armen vom Leib zu halten.

Frau W. berichtet im Elterngespräch von der Entwicklung des Kindes und dem sozialen und familiären Hintergrund. Sie ist heute 32 Jahre alt und hat Jens-Ercan während einer lediglich zwei Jahre dauernden Beziehung mit seinem nunmehr 45jährigen türkischen Vater bekommen. Der Lebensanfang ihres Sohnes sei durch die notwendigen und schließlich erfolgreichen operativen Korrekturen seiner Fußmißbildung (Klumpfüße) belastet gewesen. Jens-Ercan besuche zwar die jetzige Familie seines Vaters; der hätte jedoch nie »richtig« Zeit für den Jungen und ließe sich auf keinerlei intensivere Mitwirkung bei der Betreuung und Erziehung ein.

Entgegen der Erwartung der Mutter läßt sich der Vater zu einem Gespräch einladen. Er beklagt allerdings, daß sowohl Frau M. als auch die Großmutter seine Bemühungen in der Vergangenheit entweder zurückgewiesen oder unterlaufen hätten. Frau W. konnte im Verlauf der nächsten Beratung dazu gewonnen werden, ihren Erziehungsstil im Sinne einer Reduzierung der gesprochenen Worte zu ändern. Sie bestätigt, daß ihr Sohn akustische Bemühungen zwar überhöre, aber als im Grunde sensibler Junge (»Gefühlsmensch«) auf Hautkontakt über eine Reaktionsbereitschaft verfüge. In einem Familiengespräch mit Jens-Ercan und beiden Eltern wurden mögliche Kontakte zwischen Vater und Sohn geplant. Nach einer ferienbedingten Pause zeigten sich dramatische Veränderungen: Jens-Ercan präsentierte sich als fröhlicher Junge, kooperativ und in ruhigen Bewegungsabläufen. Er erbat sich die Jonglierbälle, mit denen er sich impulskontrolliert beschäftigte. Es war nicht mehr notwendig, sich vor seinen überraschenden körperlichen Attacken zu schützen. In der Schule hatte er sein Verhalten vollkommen geändert, so daß weder die Lehrer noch die Miteltern Anlaß zu Klagen hätten. Auch die Mutter, die sich vor einigen Monaten neu verliebt hatte, bot ein verändertes Bild: Während sie zuvor eher mißmutig, ungepflegt und wenig an ihrem Aussehen interessiert erschien, zeigte sie sich gut gestimmt und mit verändertem positiven Erscheinungsbild. Leider hätte der Vater sich nicht an die Verabredungen gehalten; das sei jedoch nicht von Bedeutung, denn – so Jens-Ercan –: »Hans (der neue Freund) wird jetzt mein Vater«. Die Mutter berichtete entspannt von der leichteren Führbarkeit ihres Sohnes, die negative Sanktionen kaum noch notwendig erscheinen ließen.

Viele ADHS-Kinder leben auf hohem Aktivierungsniveau. Ihre hochsensible Empfänglichkeit läßt jeden Eindruck als wenig gefilterte oder gedämpfte Botschaft in ihr Zentralnervensystem ein. Zugleich sind diese Kinder gewissermaßen »auf dem Sprung«, stets aktionsbereit, und das auch sehr kraftvoll. Eine grundsätzlich andere Ausgangslage besteht dann, wenn einem Kind die Bewältigung der Reizfülle nur erschwert gelingt sollte. In beiden Fällen sind die Kinder in hohem Maße gefährdet, schutzlos aufzunehmen, was in ihrer Umgebung geschieht. Solchermaßen überwältigt, entwickeln sie ungerichtete Reaktionen auf die erzwungene Erfahrungsfülle. Sie sind in besonders hohem Maße gefährdet, das zu werden, was die Familientherapie einen »identifizierten Patienten« nennt. Diese Bezeichnung bedeutet, daß in einem belasteten Familiengefüge ein streßsensibles Mitglied dekompensieren kann. Eine dauerhaft wirksame Behandlung darf sich jedoch nicht allein auf die Wiederherstellung des erkrankten Familienmitgliedes beziehen. Systemische Therapie zielt auf eine hilfreiche Veränderung des Beziehungsmusters.

Aus unserer Erfahrung erscheint gerade in Fällen von ADHS-Konstellationen die Berücksichtigung der Familienumstände unverzichtbar. Nur mit weit gestelltem Blick wird die Verwobenheit des Kindes in das familiäre Gefüge deutlich. Die familientherapeutische Arbeit bestätigt immer wieder, daß Kinder nicht nur ihrer eigenen Bedürftigkeit Ausdruck geben, sondern auch nach Hilfe für ihre mit Konflikten und Schwierigkeiten belasteten Eltern suchen. Sie nehmen es auf sich, schwierig zu sein und Störungen zu zeigen, bis endlich Abhilfe geschaffen wird. Will man den Kindern gerecht werden, ist auch die Hilfsbedürftigkeit der Eltern zu berücksichtigen.

Der therapeutische Prozeß zollt den Eltern höchsten Respekt: Die Eltern sind die Auftraggeber jeder Behandlung. Die gesuchten Lösungen werden unter ihrer Mitwirkung geplant und verwirklicht. Die Eltern erleben ihr Kind außerhalb der therapeutischen Situation und können feststellen, wann das therapeutische Ziel erreicht ist. Der respektvolle Umgang mit ihnen versichert sie über ihre Fähigkeiten und Kräfte, ihrem Kind passende Entwicklungsumstände zu bieten. Die Aufgabe der Therapeuten besteht auch darin, die elterliche Kompetenz zu entdecken und deren Wirksamkeit freizusetzen. Dazu kann es geboten und sinnvoll sein, auch den Eltern nützliche Hilfestellungen anzubieten, wenn sie ihre eigenen Schwierigkeiten nennen mögen und entsprechende Unterstützung erbitten.

Leben die Eltern nicht als reife Erwachsene und wurden sie noch nicht aus ihren Herkunftsfamilien entlassen, muß der therapeutische Blick auf drei Generationen ausgedehnt werden. Die Behandlungsintentionen erzielen nur schwache Wirkung, wenn die sich in der Verantwortung fühlenden oder dort hineingedrängten Großeltern nicht einbezogen sind. Die Arbeit an der Entwicklung der elterlichen Selbständigkeit, Erziehungskraft und Kompetenz steht einer von Eltern oder Großeltern eingeforderten gegenseitigen Abhängigkeit und Beziehungsnähe entgegen. Diese Konstellation überbordet das Kind mit einer allzu großen Menge an z. T. widersprüchlichen Erziehungsimpulsen. Fühlen sich die bisher eng in die Versorgung eingebundenen Großeltern im Verlauf des Therapieprozesses gleichsam ausgebootet, werden sie das Kind auf den Erhalt der früheren Beziehungen zu verpflichten suchen oder die eigenen neuen Anstrengungen der Eltern unterlaufen.

Fallbeispiel: Der neunjährige Florian ist der einzige Enkel der Großeltern. Sein Vater, einziges Kind seiner Eltern, heiratete noch sehr jung eine drogenabhängige Frau, die sich nach einer Episode massiver Vernachlässigung des Kindes vom Vater trennte und sich seit dem zweiten Lebensjahr des Sohnes nicht mehr sehen ließ. Der Vater hatte gerade erst mit seiner Berufsausbildung begonnen und nahm das Angebot der ebenfalls verhältnismäßig jungen Großeltern, sich um Florian zu kümmern, gerne an. Gleichsam wieder Eltern geworden, konnten sie es gut ertragen, daß ihr Sohn in eine entferntere Stadt umzog und nur dürftigen Kontakt mit Florian unterhielt. Auch durch die vorausgegangene Vernachlässigung ihres Enkels durch seine Mutter motiviert, wiederholten die Großeltern die grenzenarme Erziehung, die der Vater erhalten hatte. Namentlich dem rückenleidenden Großvater war das Wort »Nein« unbekannt. Florian entwickelte sich in den vergangenen sieben Jahren zu einem kreativen Kind, das keinerlei Enttäuschungen ertragen konnte. Impulsgesteuert und hypermotorisch war er in der Schule nicht zu führen. Der im Zuge der Therapie angesprochene Vater ließ sich zunächst in keiner Weise auf ein seinem Sohn gegenüber verantwortliches Handeln ein. Auch für die Großeltern war es kaum vorstellbar, den Vater an der Entwicklungsarbeit mit seinem Sohn zu beteiligen. Erst die therapeutische Arbeit mit den Großeltern erlaubte schließlich die Mitwirkung des Vaters, an dessen Präsenz und Fürsorge dem Jungen sehr gelegen war.

Kinder mit ADHS-Verhalten erweisen sich auch in außerfamiliären Beziehungen, namentlich in Kindergarten und Schule, als schwer zu führen. Zu Anfang der therapeutischen Bemühungen sind die Rahmenbedingungen des problematischen Verhaltens ebenso herauszuarbeiten, wie dessen Ausnahmen und die Kooperationsmodalitäten zwischen Eltern und Pädagogen. Entsprechend der z.Zt. herrschenden öffentlichen Meinung werden Kinder, die sie sich in der Schule unruhig und/oder unaufmerksam zeigen, eher vorschnell als ADHS-Fälle bezeichnet. Treten Eltern und professionelle Erziehungspersonen in Konkurrenz, ist die Durchführung jedes Therapieplans angesichts entwertender gegenseitiger Schuldzuweisungen von Mißerfolg bedroht. Die Berater haben eine Vermittlungsfunktion wahrzunehmen, die zunächst auf die gegenseitige Annahme der bemühten Lehrer und Eltern hinwirken muß.

Die Therapie eines Kindes mit ADHS-Problemen kann nicht die Aufgabe der Lehrer sein. Diese ist schon angesichts der beschriebenen spezifischen Kommunikationserschwernisse zwischen dem Kind und seinen Bezugspersonen im üblichen Schul- bzw. Klassenzusammenhang der Regelschule nicht zu leisten. Deshalb ist auch die außerfamiliäre pädagogische Umgebung mit einzubeziehen. Wenn die pädagogische Institution sicher ist, daß sie gemeinsam mit den Eltern des Kindes an den Problemen arbeitet, entwickelt sich dort in der Regel eine höhere Toleranzschwelle gegenüber den Verhaltensschwierigkeiten des Kindes. Die Lehrer stellen sich dann eher darauf ein, eine ungewöhnliche, aber zu lösende pädagogische Herausforderung und Aufgabenstellung zu sehen.

Gelingt die außerhalb von Kindergarten oder Schule angesiedelte therapeutische Bemühung um das Kind und seine Familie, gelingt in der Regel auch die Übertragung der erreichten Veränderungen auf Schule oder Kindergarten. Hilfreich ist in jedem Fall der enge Kontakt mit der Erzieherperson, die unter Wahrung des elterlichen Territoriums unmittelbar in die systemische Beratung mit einzubeziehen ist. Wie auch in der Familientherapie, sind den Lehrern genauere Informationen über das bestehende Störungsbild oder strategische Empfehlungen zur Verfügung zu stellen.

In schweren Fällen kann es ratsam sein, das Kind zunächst für einen begrenzten Zeitraum vom Schulbesuch freizustellen. In der Zwischenzeit kann an der Veränderung gearbeitet werden, bis das Kind sich um ein Mindestmaß stabilisiert hat.

Fallbeispiel: Der achtjährige Roman geht trotz seiner zarten Statur ausgesprochen grob mit seinen Mitschülern um. Er bleibt im Unterricht nicht bei der Sache und stört den schulischen Ablauf durch sein Bestehen auf der Durchsetzung seiner Impulse. Auch zu Hause verursacht er den Eltern seit mehreren Jahren massive Schwierigkeiten. Er zeigt keine Bereitschaft, auf die Anweisungen seiner Eltern zu hören. Er will kontinuierlich beschäftigt werden, wirft aber schnell alles hin, wenn es ihm nicht im ersten Anlauf gelingt. Wenn die Eltern nicht höllisch aufpassen, droht er seine knapp einjährige Schwester ernstlich zu gefährden. Beide Eltern kommen aus Berufen, die hohe sprachliche Fähigkeiten verlangen. Sie haben nichtsprachliche Erziehungsversuche vollkommen aufgegeben. Roman macht den Eindruck, man hätte ihn verbrannt, wenn man ihn auch nur geringfügig berührt. Bisweilen platzt dem Vater der Kragen. Er wird dann sehr grob, weshalb die Mutter eher froh ist, wenn er sich nicht an der Erziehung beteiligt. In der Therapiesituation zeigt sich Roman überaus neugierig und an allem interessiert, kann aber anfänglich nur kurze Zeit bei einer Sache bleiben. Er liebt intellektuelle Herausforderungen wie das Schachspiel, ist aber sehr rasch entmutigt, wenn die Züge nicht gleich gelingen: »Kapier ich nicht!« und dann wendet er sich rasch ab. Nachdem deutlich wird, daß der hochintelligente Roman in dieser Verfassung in der Schule nur zur Vermehrung seiner Enttäuschungserfahrungen gelangen kann, wird er vorerst vom Schulbesuch freigestellt. Erste positive Reaktionen während der begonnenen Therapie lassen dann an einen stundenweisen Schulbesuch denken. Auch die Lehrerin hat sich ein wenig erholt und berichtet von den Bemühungen des Jungen, sich zunächst über zwei Stunden an die Regularien zu halten. Zeitgleich geschieht die intensive Arbeit mit den Eltern, die sie im ersten Schritt zu gelingenden pädagogischen Strategien befähigen soll.

Hilfestellungen für den Zappelphilipp

Auch bei ADHS-Konstellationen sind Gestaltungsaufgaben unverzichtbare Elemente einer kinderpsychotherapeutischen Arbeit: Kinder bringen in Zeichnungen und szenischen Darstellungen zum Ausdruck, wie sie sich selbst und ihre Umgebung wahrnehmen. Diese kindlichen Äußerungen sind schon deshalb wertvoll, weil sie außerhalb der Vermittlung über die Sprache Hypothesenbildungen über ihr Konflikterleben erlauben und somit ihre aktuelle Bedürftigkeit erhellen können. Während herkömmliche kinderpsychiatrische Verfahren gemäß den Diagnoserichtlinien DSM-IV/ICD-10 lediglich Fremdurteile einholen, erlauben kindgerechtere Gestaltungsverfahren dem Kind, sich selbst zur Problemlage zu äußern. Solchermaßen ernst genommen, ist ein Kind weitaus eher dazu bereit, im Zuge eines Therapieplanes gleichsam Vertragspartner zu werden, als wenn es sich lediglich beurteilt und behandelt fühlen muß. Dem Kind kann deutlich werden, daß es von den Erwachsenen nicht allein als Störenfried gesehen wird, dessen Unvollkommenheiten abgestellt werden sollen. Die familienbezogene Arbeit macht nur allzu oft deutlich, wie Kinder ihr unbekümmertes Dasein gleichsam opfern, indem sie mit ihrem gestört wirkenden Verhalten die Unerträglichkeit ihrer Lage etwa der familiären Wirklichkeit ausdrücken.

Die kindlichen Lösungen von Gestaltungsaufgaben sind für den geübten Kinderpsychotherapeuten nicht nur von diagnostischem Wert. In der Ausführung von Behandlungsansätzen, die Familienarbeit mit der Einzeltherapie verbinden, können Kinder zu ihnen gemäßen Konfliktbewältigungsstrategien gelangen, wenn sie fortgesetzt zu Gestaltungsaufgaben aufgefordert werden. Je nach Neigung des Kindes und therapeutischer

Ausrichtung sind kunsttherapeutische Mittel, das Schnörkelspiel nach Winnicott, Arbeit mit dem Szeno-Material, Tagtraumtechniken oder hypnotherapeutische Elemente hilfreich. Die Software-Industrie bietet Spiele an, die impulsive Kinder zum Einhalten von Regeln motivieren und hohe Anforderungen an ihre Aufmerksamkeitsleistungen stellen. Die dem Computer innewohnende unbestechliche »Gnadenlosigkeit« läßt die Spielabläufe nur dann gelingen, wenn das Kind mit äußerster Wachsamkeit die geforderten Spielregeln einhält. So können bei einem Spiel z. B. kleine Frösche nur dann auf die sichere andere Seite einer befahrenen Straße gelangen, wenn das Kind das nötige Abwarten aushält und zur rechten Zeit deren Sprünge auslöst. Ein »kleiner Räuber« ist vor manchen Gefahren nur dann zu retten, wenn sie erkannt werden und durch Abwarten und Bewegungen zur rechten Zeit das nächste Ziel erreicht wird. Diese Spielsituationen haben zudem einen therapeutischen Wert für solche Kinder, die sich leicht entmutigen lassen, wenn sie eine Aufgabe nicht im ersten Anlauf zu lösen vermögen. Die zugegeben irreale Welt der elektronischen Spiele ermöglicht die ermutigende Wiederholung jedes Versuches, ohne daß die Frucht des Versagens, etwa ein verschmiertes Papier, ein umgefallener Turm, eine noch vorhandene Motivation zunichte machen könnte. Sätze, die das Mißlingen selbstbeschuldigend kommentieren wie: »Das kann ich sowieso nicht!« oder »Das habe ich noch nie kapiert!«, sind in diesen Situationen weitaus seltener zu hören.

ADHS-Syndrome sind bei Grundschulkindern häufig mit Lese-Rechtschreibschwierigkeiten verknüpft. Bestimmte Erfahrungen der Logopädie zeigen auf, daß ein großer Teil der legasthenischen Kinder erhebliche Schwierigkeiten mit der akustischen Differenzierung und Wahrnehmung hat. Das Gehörte erzeugt nur unzureichend ein inneres Bild: Die Kinder versuchen gleichsam mit den »Ohren zu schreiben«. Wie bereits ausgeführt wurde, ist der Kontakt mit kleineren ADHS-Kindern über das gesprochene Wort in der Regel nur erschwert möglich. Diese Schwierigkeit verlangt nicht nur passende Kommunikationsmodalitäten, sondern mag auch ein Licht auf die hier gegebene Häufung von Problemen im Umgang mit der geschriebenen Sprache werfen. Die Neigung, sich wenig an Regeln zu halten und den eigenen Impulsen mit verminderter Reflexion zu folgen, tut ein Übriges. Unter diesen Gesichtspunkten erscheint die erfolgte Entwicklung von Lern-Software zur heilpädagogischen Behandlung von legasthenischen Störungen sehr wertvoll. Sie ermöglicht spielerisch in Verbindung mit Anforderungen an die Impulskontrolle und an taktile Aktionen, den Aufbau und die Vervollkommnung eines visuellen Speichers im kindlichen Gehirn.

Von großem therapeutischen Wert sind alle Maßnahmen, die das Körperbewußtsein des Kindes und seine Fähigkeit zur Koordination der Bewegungen steigern. Wenn dabei Vorsicht geboten erscheint, kann das im Rahmen einer fachlich geleiteten psychomotorischen Übungsbehandlung einzeln oder in der Gruppe erfolgen. Mutige Kinder können es gut genug aushalten, wenn sie beim Judo- oder Karatetraining dem Reglement folgend die Kräfte der anderen zu spüren bekommen und auch unterliegen müssen.

Ein neues Buch von Hannes Brandau (2004) informiert detailliert darüber, welches Problemmuster bei Kindern mit einem erhöhten Unfallrisiko einhergeht. Von präventiver Bedeutung ist demnach, daß aggressive Risikofreude neben Neugier, Kombination von Langeweile mit Mut und geringem Selbstwertgefühl als die besten Prädiktoren für schwerere Unfallereignisse gelten müssen. Es ist aber nicht davon auszugehen, daß ADHS generell mit einem erhöhten Unfallrisiko verbunden ist.

Zuletzt sei auf die Notwendigkeit einer klaren Tagesstrukturierung hingewiesen, die einen unverzichtbaren Baustein einer multimodalen Behandlung bedeutet und im Rahmen der flankierenden Erziehungsberatung der Eltern zu leisten ist.

Einsatz von Medikamenten

Die Verordnung von Stimulantien kann notwendig sein. Die Indikationsfrage und Verordnungspraxis scheint uns in den skandinavischen Ländern vorbildhaft gelöst zu sein (Janols 2001). Jeder, der dort eine Behandlung durchführen und begleiten will, muß eine kinderneurologische, kinderpsychiatrische und -psychotherapeutische Fachkompetenz erworben haben und nachweisen können. Der Einsatz von Stimulantien darf erst dann erfolgen, wenn alle psychotherapeutischen Interventionen unter Einschluß der Arbeit mit der Familie erfolglos geblieben sind. Voraussetzung für eine Behandlung mit Medikamenten ist die Bereitschaft zur Kooperation von Eltern und Schule. Die medikamentöse Behandlung hat zeitlich begrenzt zu erfolgen.

Voraussetzung für eine Verordnung von Stimulantien ist ein Antrag, den der Facharzt für jeden Einzelfall schriftlich zu begründen hat. In Schweden hat dieser Antrag die Symptomatik und den neurologischen Befund zu dokumentieren und muß die Ergebnisse der psychologischen, pädagogischen und sozialen Eckdaten mitteilen. Darüber hinaus ist zu erklären, welche therapeutischen Maßnahmen zusätzlich zur Arzneibehandlung unternommen werden. Zu beschreiben sind neben den Hilfestellungen für das Kind in Kindergarten und Schule und für die Familie alle Umstände, die der Heilung entgegenstehen.

Während der Durchführung der Behandlung ist fortlaufend zu dokumentieren, wie die körperliche Entwicklung des Kindes vorangeht, wie sich sein Verhalten in Schule und Elternhaus entwickelt und welche Nebenwirkungen der Arznei auftreten. Alle Behandlungseffekte werden gewöhnlich nach ein bis zwei Monaten geprüft und dokumentiert. Sämtliche Daten müssen der Lizenz erteilenden Behörde zur Verfügung gestellt werden, wenn nach einjähriger Behandlung mit feinabgestimmten Arzneidosen der Antrag auf Weiterbehandlung notwendig ist.

Seit März 2005 wird die Behandlung mit Atomoxetin (Strattera®) favorisiert. Es handelt sich um einen sog. Noradrenalin-Wiederaufnahme-Hemmer, der die Verfügbarkeit von Noradrenalin im synaptischen Spalt erhöht. Die vorgelegten Therapiestudien mit Kindern ließen allerdings die Klärung der Situationsstabilität außer acht und erstreckten sich lediglich über 8–12 Wochen. Die effektive Wirkung auf die spezifischen ADHS-Verhaltensweisen konnte belegt werden. Unklar bleibt bisher, ob die zahlreichen belegten Nebenwirkungen, die in hohen Prozentzahlen (5 bis 25 % der Fälle) sich niederschlagen, nach den vorliegenden Beobachtungsintervallen wieder abklingen: Kopf- und Bauchschmerzen, Appetitstörungen, Erbrechen, Husten, Infekte u.a.m. (Wernicke et al. 2002).

Denkanstöße für Eltern

- Die Eltern sind die wichtigsten Personen in der Umgebung ihres Kindes. Sie dürfen die erste Verantwortung für ihr Kind beanspruchen.
- Nicht eine Diagnose, sondern die Sorge um das verhaltensauffällige Kind ist der Beratungsanlaß.
- Wenn immer die Begriffe ADS oder ADHS auf ihr Kind angewandt werden, soll das Denken anfangen, nicht aufhören.
- Eltern tun gut daran, eine ADHS-Diagnose zu bezweifeln.
- Die gängigen Vermutungen über eine vermeintliche Gehirn- oder Stoffwechselstörung können eine nur eingeschränkte Gültigkeit beanspruchen.
- Die raschen Veränderungen nach Gabe von Stimulantien (Ritalin®, Medikinet®) sind kein Beweis für die Richtigkeit dieser Vermutungen.
- Stimulantien haben Wirkungen und Nebenwirkungen. Eine Therapie ohne Einsatz von Stimulantien ist daher immer der bessere Weg.
- Die therapeutischen Bemühungen haben aufwendig zu sein. Sie müssen dem Kind und seiner Familie gerecht werden. Das ist am ehesten gewährleistet, wenn das vorhandene Wissen über die kindliche Entwicklung und deren Störung von der Schwangerschaft an zum Einsatz kommt. Eltern sollen die familienbezogene therapeutische Kunstfertigkeit des von ihnen gewählten und beauftragten Beraters verlangen.
- Die Therapie vermittelt den Kindern und den Eltern gerechtfertigte Beruhigung und tragfähige Sicherheit, wenn sie gut genug ist.
- Kinder mit ADHS-Verhalten sind keine chronischen Patienten.

Denkanstöße für Pädagogen

- Wenn Kinder in Kindergarten und Schule Schwierigkeiten bei Aufmerksamkeitsanforderungen, Impulskontrolle oder Bewegungsintensität zeigen und auf pädagogische Interventionen unzureichend reagieren, ist die Zusammenarbeit mit den Eltern zu suchen.
- Eine ADHS-Symptomatik abzuklären ist Aufgabe kinderpsychiatrischer und psychotherapeutischer Fachkompetenz.
- Die Einforderung von Stimulantienbehandlung gefährdet die Kooperationsbereitschaft der Eltern.
- Die Einleitung therapeutischer Maßnahmen gehört in den primären Verantwortungsbereich der erziehungsberechtigten Eltern.
- Ist die Zusammenarbeit mit den Eltern nicht herzustellen, soll die pädagogische Institution ihre »Bankrotterklärung« abgeben. Auf diese Weise gelingt der Appell an die Verantwortlichkeit der Eltern eher als mit dem Versuch, diese instruktiv auf Behandlung zu drängen.

Denkanstöße für Experten

- Jedes Kind mit einer schwerwiegenden Verhaltensstörung ist einer fachärztlichen Untersuchung zuzuführen.
- Die Beschränkung auf Ratingprozeduren der definierten 18 ADHS-Items wird dem Kind und seiner Familie nicht gerecht und ist ein Kunstfehler.
- Rasche »Therapieerfolge« durch die Anwendung von Stimulantien mögen zwar zu einer vordergründigen Entlastung führen, mögliche unerwünschte Spätfolgen sind jedoch zu bedenken.
- Rasche, durch eine Verabreichung von Stimulantien erreichte »Therapieerfolge« können darüber hinwegtäuschen, welche substantiellen Hilfestellungen für das Kind und seine Familie zu leisten sind.

Nachbemerkungen
Wie es weitergehen könnte …

Noch vor wenigen Jahren wäre es unvorstellbar gewesen, daß sich ein Hirnforscher und ein Psychotherapeut gemeinsam auf den Weg machen und ihr in unterschiedlichen Bereichen gesammeltes Wissen zusammenführen, um daraus ein Bild zu entwerfen, das die frühe Entstehungsgeschichte einer Verhaltensstörung nachzeichnet, die möglichen Ursachen dieser Störung und ihre weiteren Auswirkungen auf die Hirnentwicklung beleuchtet und aus dem sich schließlich sogar ableiten läßt, was zu tun wäre, um derartige Fehlentwicklungen zu vermeiden oder durch geeignete therapeutische Maßnahmen zu korrigieren.

Das ist also die erste und vielleicht wichtigste neue Botschaft vom Zappelphilipp: Dieses Störungsbild ist so komplex, daß es sich nur dann umfassend verstehen und optimal behandeln läßt, wenn das Wissen und die Erfahrungen möglichst vieler und möglicht unterschiedlicher Experten aus Theorie und Praxis einbezogen und berücksichtigt werden. Wie jede Erkrankung ist auch das, was wir gegenwärtig als ADHS bezeichnen, im Grunde so etwas wie ein Spiegel, der uns vorgehalten wird und der uns zwingt, uns und damit die für die Entstehung dieser Erkrankung verantwortlichen Ursachen und Fehlentwicklungen zu erkennen. Manche Ursachen haben wir benannt. Sie reichen von einer ungünstig verlaufenen Schwangerschaft über einen problematischen Geburtsprozeß bis hin zu frühen Bindungsstörungen und entsprechenden Fehlentwicklungen des Erziehungs- und Sozialisationsprozesses. Andere Ursachen haben wir nur am Rande erwähnt, etwa Stoffwechselstörungen, Allergien, Fehlernährungen, Nahrungsmittelunverträglichkeiten und nicht zuletzt all die möglichen Auswirkungen der vielen Nahrungsmittelzusätze, Umweltgifte und sonstigen Chemikalien, die eine Belastung für Kinder darstellen und ihre gesunde Entwicklung gefährden können.

Es mag noch viele andere Gründe geben, die eine normale Entwicklung von Kindern beeinträchtigen. All das, was wir bei der Arbeit an diesem Buch zusammengetragen haben, bestärkt uns in der Vorstellung, daß die frühe Kindheit eine außerordentlich komplizierte und deshalb auch stark störanfällige Entwicklungsphase darstellt. Das empfindlichste Organ, in dem während dieser Phase die wichtigsten und schwierigsten Reifungsprozesse ablaufen, ist das Gehirn. Es ist daher häufiger als irgendein anderes Organ von all dem betroffen, was den normalen Entwicklungsprozeß eines Kindes stören kann. Innerhalb des Gehirns wiederum entwickeln sich die komplexesten Verschaltungen im frontalen Kortex, also im Stirnlappen. Sie sind am wenigsten durch irgendwelche genetischen Programme festgelegt und daher am stärksten durch die jeweiligen Gegebenheiten und die konkreten Nutzungsbedingungen beeinflußbar. Wenn es also aus irgendeinem Grund zu einer Störung der Hirnentwicklung kommt, so ist damit zu rechnen, daß die im Frontallappen ausreifenden Verschaltungen am stärksten davon betroffen sind. All das, was dort eigentlich angelegt werden könnte, so lautet die zweite wichtige Neuigkeit vom Zappelphilipp, kann nur dürftiger, unzulänglicher, primitiver ausgebildet werden, wenn die Bedingungen für die Herausformung und Festigung komplexer Verschaltungsmuster in diesem Hirnbereich aus irgendeinem Grund ungünstig sind. Was im einzelnen für die überstarke Unruhe, die erhöhte Reizbarkeit oder die generelle Überempfindlichkeit eines Kleinkindes verantwortlich sein mag, sei dahingestellt. Ein ungünstiger Schwangerschaftsverlauf, eine schwierige Geburt, eine Nahrungsmittelunverträglichkeit, ein zu stark (oder auch zu schwach) entwickeltes dopaminerges System, mangelnde elterliche Fürsorge, ein schwieriges Familienklima, all das und noch vieles mehr kann –

vor allem dann, wenn verschiedene Faktoren zusammenwirken – dazu führen, daß der komplizierteste und störanfälligste Prozeß der frühen Kindheit, nämlich die Ausreifung komplexer Verschaltungen im Frontalhirn, nur mangelhaft gelingt.

Wenn diese Störungsquellen frühzeitig erkannt und abgestellt werden, kann sich der weitere Entwicklungsprozeß und damit das Verhalten des Kindes rasch wieder normalisieren. Später allerdings, wenn die Ausreifung des Frontallappens erst einmal in einer bestimmten Weise erfolgt ist, muß auch nach der Beseitigung einer möglicherweise doch noch gefundenen Störungsquelle damit gerechnet werden, daß sich eine Korrektur der inzwischen entstandenen und das Verhalten des Kindes bestimmenden Verschaltungsmuster nur durch einen langwierigen und schwierigen Umstrukturierungsprozeß erreichen läßt. Hierbei brauchen Eltern kompetente Unterstützung. Durch eine psychotherapeutische Behandlung des Kindes unter Einbeziehung der Familie können die für diesen Umstrukturierungsprozeß erforderlichen neuen Nutzungsbedingungen am wirksamsten erreicht und umgesetzt werden.

Immer wieder sind wir davon überrascht, daß so viele von uns selbst ausgelöste Veränderungen unserer eigenen Lebenswelt und damit auch der Entwicklungsbedingungen unserer Kinder so schleichend vonstatten gehen, daß sie meist über längere Zeit weitgehend unbemerkt bleiben. Daß sich etwas Entscheidendes verändert hat, bemerken wir oftmals erst dann, wenn das Kind schließlich »in den Brunnen gefallen« ist, den wir so ganz allmählich immer tiefer gegraben haben. Ein einfaches Beispiel mag das beleuchten: In letzter Zeit mehren sich Hinweise, daß es Kinder gibt, die mit einem nur unzureichend ausgereiften Gleichgewichtssinn zur Welt kommen. Sie empfinden das gutgemeinte Schaukeln und Wiegen in den Armen der Mutter als Bedrohung und reagieren mit Angst. Allzu leicht entsteht daraus eine frühe Bindungsstörung, die später möglicherweise in eine ADHS-Symptomatik mündet. Man braucht wenig Phantasie, um sich vorzustellen, daß die Ausreifung der für den Gleichgewichtssinn zuständigen Nervenzellverschaltungen im Gehirn des ungeborenen Kindes nur dann optimal gelingen kann, wenn diese Verbindungen auch hinreichend oft stimuliert werden. Dazu müßte sich die werdende Mutter allerdings möglichst viel bewegen. Leider gelingt das vielen Schwangeren in der Gesellschaft anderer Menschen, die inzwischen immer mehr Zeit sitzend und fahrend verbringen, nur noch selten.

Dieses Beispiel weist auf den dritten neuen Aspekt hin, den wir hier anhand des Zappelphilipp-Syndroms zu beleuchten versucht haben. Jeder, der sich ernsthaft auf die Suche nach den Ursachen einer Fehlentwicklung macht, muß diesen Weg auch konsequent bis zu seinen Anfängen hin verfolgen. Ansonsten läuft man allzu leicht Gefahr, die Folgen einer Fehlentwicklung mit deren Ursachen zu verwechseln. Dann muß man zwangsläufig ein unzureichend ausgebildetes Gleichgewichtssystem oder ein falsch entwickeltes dopaminerges System oder einen schlecht funktionierenden Frontallappen oder einen fehlgeschlagenen Erziehungs- und Sozialisationsprozeß oder eine frühe Bindungsstörung für die Entstehung des betreffenden Störungsbildes verantwortlich machen. Und dann verabreicht man eben dem dopaminergen System ein Medikament, der Frontallappen bekommt eine Verhaltenstherapie, den Lehrern und Erziehern zeigt man die rote Karte und die Eltern steckt man in ein Büßerhemd und läßt sie mit einem möglichst schlechten Gewissen ziehen.

Was man damit nicht erreicht und wohl auch nicht erreichen will, ist die eigentlich zwingend notwendige Veränderung der Verhältnisse, unter denen unsere Kinder heute aufwachsen müssen. Überall dort, wo Erwachsene die Anhäufung materieller Güter, das eigene Wohlergehen und die individuelle Bedürfnisbefriedigung zur wichtigsten Richtschnur ihrer Lebensgestaltung zu machen beginnen, kann sich irgendwann nur noch das entfalten, was durch Konkurrenz, Erfolgsdruck, Neid und Habgier hervorgebracht wird. Alles andere verkümmert. Auch Kinder verkümmern.

Es gibt nur zwei Wege, die man einschlagen kann, um einen

Ausweg aus einer sich zuspitzenden problematischen Situation zu finden: einen bequemen und einen unbequemen. Der bequeme ist der, den wir normalerweise immer wieder zuerst ausprobieren. Es ist der Weg, auf dem man einfach immer so weiterzugehen versucht wie bisher. Dieser Weg wird dann automatisch mit der Zeit immer beschwerlicher, bis man irgendwann in dem immer dichter werdenden Gestrüpp all der vielen Probleme steckenbleibt, die man sich mit seiner eigenen Engstirnigkeit selbst geschaffen hat. Erst dann, wenn es so wie bisher nicht mehr weitergeht, kann jemand, der diesen Weg gewählt hat, auch zu der Einsicht gelangen, daß er mit dem bisherigen Konzept endgültig gescheitert ist. Sich auf diese Weise selbst in Frage zu stellen, ist schmerzvoll und auch sehr gefährlich.

Der zweite Weg beginnt dort, wo der erste, zunächst so bequem erscheinende Weg so leidvoll endet: bei der Fähigkeit, sich selbst und damit die Richtigkeit einmal gefundener Erklärungen und einmal eingeschlagener Lösungsstrategien immer wieder neu in Frage zu stellen. Diesen anderen, mühsamen Weg geht niemand freiwillig, der sich nicht dazu verpflichtet fühlt. Er läßt sich auch nur beschreiten, indem man seine Haltungen und seine Einstellungen gegenüber sich selbst und all dem, was einen umgibt, immer wieder überprüft.

Unsere einmal entstandenen Haltungen und Einstellungen sind uns meist ebensowenig bewußt wie die Macht, mit der sie uns zu einer ganz bestimmten Art der Benutzung unseres Gehirns zwingen. Unachtsamkeit beispielsweise ist eine Haltung, die auch aus neurobiologischer Sicht nicht »viel Hirn« beansprucht. Wem es gelingt, künftig etwas achtsamer zu sein, der wird automatisch bei allem, was er fortan wahrnimmt, was er in seinem Gehirn mit diesen Wahrnehmungen verbindet (aktiviert) und was er bei seinen Entscheidungen berücksichtigt, mehr »Hirn« benutzen als jemand, der weiterhin oberflächlich oder unachtsam mit sich selbst und mit all dem, was ihn umgibt, umgeht. *Achtsamkeit* ist daher eine ganz wesentliche Voraussetzung für eine andere, vorausschauendere Art der Benutzung unseres Gehirns.

Was sich durch Achtsamkeit auf der Ebene der Wahrnehmung und Verarbeitung an grundsätzlichen Erweiterungen der Nutzung des Gehirns erreichen läßt, kann auf der Ebene der für unsere Entscheidungen und für unser Handeln verantwortlichen neuronalen Verschaltungen durch eine Haltung erreicht werden, die wir *Behutsamkeit* nennen. Mit mangelnder Behutsamkeit läßt sich ein bestimmtes Ergebnis vielleicht besonders rasch erreichen. Komplexe Verschaltungen braucht man, benutzt man und festigt man mit dieser Haltung jedoch nicht.

Beginnt man erst einmal darüber nachzudenken, welche Grundhaltungen man sich wohl zu eigen machen müßte, um sein Gehirn fortan umfassender, komplexer und vernetzter zu benutzen als bisher, so kommen einem noch eine ganze Reihe von Begriffen in den Sinn, die allesamt fast schon aus unserem gegenwärtigen Sprachgebrauch verschwunden sind: Sinnhaftigkeit, Aufrichtigkeit, Bescheidenheit, Umsichtigkeit, Wahrhaftigkeit, Verläßlichkeit, Verbindlichkeit ... all das sind Grundhaltungen, die Menschen bereits zu einer Zeit erstrebenswert erschienen, als es noch gar keine Hirnforscher gab, geschweige denn all die komplizierten bildgebenden Verfahren wie die computergestützte Positronen-Emissions-Tomographie, mit deren Hilfe wir heutzutage in das Gehirn eines achtsamen oder eines unachtsamen Menschen hineinschauen können, um den Unterschied bei der Benutzung beider Gehirne deutlich zu machen.

Aus sich selbst heraus kann ein Mensch diese Haltungen ebensowenig entwickeln wie die Fähigkeit, sich in einer bestimmten Sprache auszudrücken. Er braucht dazu andere Menschen, die diese Haltungen zum Ausdruck bringen. Und, was noch viel wichtiger ist, er muß mit diesen Menschen in einer engen emotionalen Beziehung stehen. Sie müssen ihm wichtig sein, und zwar so, wie sie sind, mit allem, was sie können und wissen, auch mit dem, was sie nicht wissen und nicht können. Er muß sie mögen, nicht weil sie besonders hübsch, besonders schlau oder besonders reich sind, sondern weil sie so sind, wie sie sind. Kinder können einen anderen Menschen so offen, so vorbehaltlos und so um seiner selbst willen lieben. Sie übernehmen deshalb auch die Haltungen und die Sprache der Menschen, die sie lieben, am leichtesten. Und manchmal gelingt es auch noch Erwachsenen, einander so vorbehalt- und selbstlos zu begegnen, als wären sie Kinder. Liebe erzeugt ein Gefühl von Verbundenheit, das über denjenigen hinausreicht, den man liebt. Es ist ein Gefühl, das sich immer weiter ausbreitet, bis es schließlich alles umfaßt, was einen selbst und vor allem diejenigen Menschen, die man liebt, in die Welt gebracht hat und in dieser Welt hält. Wer so vorbehaltlos liebt, fühlt sich mit allem verbunden, und dem ist alles wichtig, was ihn umgibt. Er liebt das Leben und freut sich an der Vielfalt und Buntheit dieser Welt. Er genießt die Schönheit einer Wiese im Morgentau ebenso wie ein Gedicht, in dem sie beschrieben, oder ein Lied, in dem sie besungen wird. Er empfindet eine tiefe Ehrfurcht vor allem, was lebt und Leben hervorbringt, und er ist betroffen, wenn es an seiner Entfaltung gehindert wird. Er ist neugierig auf das, was es in dieser Welt zu entdecken gibt, aber er käme nie auf die Idee, sie aus reiner Wißbegierde zu zerlegen. Er ist dankbar für das, was ihm von der Natur geschenkt wird. Er kann es annehmen, aber er will es nicht besitzen. Das einzige, was er braucht, sind andere Menschen, mit denen er seine Wahrnehmungen, seine Empfindungen, seine Erfahrungen und sein Wissen teilen kann.

Solange es noch solche Menschen gibt, gibt es auch noch Hoffnung.

Bibliographie

American Psychiatric Association Diagnostic and Statistical Manual of Mental Disorders (3rd ed.). Washington DC: American Psychiatric Press (1980).

American Psychiatric Association Diagnostic and Statistical Manual of Mental Disorders (4rd ed., 3rd ed. Revised). Washington DC: American Psychiatric Press (1987).

Amft, H., Gerspach, M., Mattner, D.: Kinder mit gestörter Aufmerksamkeit. Pädagogische Hilfen. Stuttgart: Kohlhammer (2002).

Angold, A., Erkanli, A., Egger, HL., Costello, EJ.: Stimulant treatment for children: A community perspective. J. Am. Acad. Child and Adolesc. Psychiatry 39 (2000), 975–984.

Arznei-Telegramm: Methylphenidat (Ritalin u. a.) – zunehmend überverordnet? 31 (9) (2000), 78–79.

Barkley, RA., Cunningham, CD.: Do stimulant drugs improve the academic performance of hyperkinetic children? Clinical Pediatrics 17 (1977), 85–92.

Barkley, RA.: The adolescent outcome of hyperactive children diagnosed by research criteria. J of child psychology and psychiatry 32 (1991), 233–255.

Bateson, G.: Ökologie des Geistes. Frankfurt: Suhrkamp (1980).

Biermann, G.: Handbuch der Kinderpsychotherapie. München: E. Reinhardt (1976).

Bonney, H.: Neues vom Zappelphilipp. Prax. Kinderpsychol. Kinderpsychiat. 49 (2000), 285–299.

Bonney, H.: Systemische Therapie bei ADHD-Konstellationen. In: Rotthaus, W. (Hrsg.): Systemische Kinder- und Jugendlichenpsychotherapie. Heidelberg: Carl-Auer-Systeme (2001).

Bowlby, J.: Die Trennungsangst. Psyche 15 (1961), 381–400.

Bowlby, J.: Mütterliche Zuwendung und geistige Gesundheit. München: Kindler (1973).

Bowlby, J.: Bindung. München: Kindler (1975).

Bradley, C.: The behavior of children receiving benzedrine. Am. J. Psych. 94 (1937), 577–585.

Bowlby, J.: Mütterliche Zuwendung und geistige Gesundheit. München: Kindler (1973).

Bowlby, J.: Bindung. München: Kindler (1975).

Bradley, C.: The behavior of children receiving benzedrine. Am. J. Psych. 94 (1937), 577–585.

Brandau, H.: Das ADHS-Puzzle. Systemisch-evolutionäre Aspekte, Unfallrisiko und klinische Perspektiven. Wien/New York: Springer (2004).

Breggin, PR.: Talking back to Ritalin. Monroe: Common Courage Press (1998), 349–351.

Breggin, PR.: A critical analysis of the NIMH multimodal treatment study for attention-deficit/hyperactivity disorder (the MTA study). www.breggin.com. Center for the study of psychiatry and psychology, 4628 Chestnut Street, Bethesda, Maryland 20814 (2000).

Bürgin, D.: Häufige psychogene Syndrome mit psychischer oder somatischer Symptomatik im Grundschulater. In: Nissen, G. (Hrsg.) Psychiatrie des Schulalters. Bern (1984).

Chermak, GD., Hall, JW., Musiek, FE.: Differential diagnosis and management of central auditory processing disorder and attention deficit hyperactivity disorder. J. Am Acad. Audiol. 10 (1999), 289–303.

Clarke, AS.: Social rearing effects on HPA axis activity over early development and in response to stress in rhesus monkeys. Dev. Psychobiol. 26 (1993), 433–446.

Coe, CL., Levine, S.: Normal responses to mother-infant separation in nonhuman primates. In: Klein, DF., Rabkin, JG. (eds.) Anxiety New York: Raven (1981), 155–177.

Conners, CK.: Psychological effects of stimulant drugs in children with minimal brain dysfunction, Symposium: Behavior Modification by Drugs II. Pediatrics 49 (1972), 702–708.

Conners, CK.: The effect of stimulant drugs of human figure drawings in children with minimal brain dysfunction. Psychopharmacologica 19 (1971), 329–333.

De la Fuente-Fernandez, R., Ruth, TG., Sossi, V., Schulzer, M., Calne, DB., Stoessl, AJ.: Expectation and dopamine release: mechanism of the placebo effect in Parkinson's disease. Science. 293 (2001), 1164–1166.

De Shazer, St.: Der Dreh. Heidelberg: Carl-Auer-Systeme (1989).

Deutsche Gesellschaft für Kinder- und Jugendpsychiatrie und Psychotherapie, Berufsverband der Ärzte für Kinder- und Jugendpsychiatrie und Psychotherapie in Deutschland, Bundesarbeitsgemeinschaft der leitenden Klinikärzte für Kinder- und Jugendpsychiatrie und Psychotherapie. Leitlinien zur Diagnostik und Therapie von psychischen Störungen im Säuglings-, Kindes- und Jugendalter. Köln: Deutscher Ärzte Verlag (2000).

Dilling, H., Mombour W., Schmidt, MH.: Weltgesundheitsorganisation. Internationale Klassifikation psychischer Störungen. ICD-10 Kapitel V (F). Bern, Göttingen, Toronto (1992).

Döpfner, M., Lehmkuhl, G.: Von der kategorialen zur dimensionalen Diagnostik. Prax. Kinderpsychol. Kinderpsychiat. 46 (1997), 519–547.

Dornes, M.: Die emotionale Welt des Kindes. Frankfurt: Fischer (2001).

Dornes, M.: Der kompetente Säugling. Frankfurt: Fischer (2001).

Dougherty, DD., Bonab, AA, Spencer, TJ., Rauch, SJ., Madras, BK., Fischman, AJ.: Dopamine transporter density in patients with attention deficit hyperactivity disorder. Lancet 354 (1999), 2132–2133.

Edelman, GM., Tononi, G.: A Universe of Consciousness: How Matter Becomes Imagination. New York: Basic Books (2000).

Eisenberg, L.: The social construction of the human brain. Am. J. Psychiatry 152 (1995), 1563–1575.

Erikson, EH.: Kindheit und Gesellschaft. Klett: Zürich, Stuttgart (1957).

Esser, G., Laucht, M., Schmidt, MH.: Der Einfluß von Risikofaktoren und der Mutter-Kind-Interaktion im Säuglingsalter auf die seelische Gesundheit des Vorschulkindes. Kindheit und Entwicklung 4 (1995), 33–42.

Esser, G., Dinter-Joerg, M., Polowsczik, M., Laucht, M., Schmidt, MH.: Der Beitrag der direkten Beobachtung der Interaktion von Mutter und Kleinkind zur Vorhersage späterer psychischer Auffälligkeiten. In: Poustka, F., Blanz, B., Esser, G., Lehmkuhl, G., Rothenberger, A: Aktuelle Forschung in der Kinder- und Jugendpsychiatrie. Festschrift für MH. Schmidt. Lengerich: Pabst (2000), 29–43.

Faraone, SV., Biederman, J.: Neurobiology of attention-deficit hyperactivity disorder. Biol. Psychiatry 44 (1998), 951–958.

Francis, DD., Meaney, MJ.: Maternal care and the development of stress responses. Current Opinion in Neurobiology 9 (1999), 128–134.

Gadow, KD.: Pediatric psychopharmacotherapy: A review of recent research. J. Child. Psychol. Psychiat. 33 (1) (1992), 153–195.

Gebauer, K., Hüther, G.: Kinder brauchen Wurzeln. Düsseldorf/Zürich: Walter (2001).

Giedd, JN., Blumenthal, J., Jeffries, NO. et al.: Brain development during childhood and adolescence: a longitudinal MRT study. Nature Neuroscience 2 (10) (1999), 861–863.

Gittelmann-Klein, R.: Pharmacotherapy of childhood hyperactivity: An update. In: Meltzer, HY.: Psychopharmacology: The Third Generation of Progress. New York: Raven (1987).

Greenought, WT., Bailey, C.: The anatomy of a memory: convergence of results. Trands Neurol. Sci. 11 (1988), 142–147.

Grinder, J., Bandler, R.: Kommunikation und Veränderung. Paderborn: Junfermann (1982).

Grodzinsky, GM., Barkley, RA.: Predictive power of frontal lobe tests in the diagnosis of attention deficit hyperactivity disorder. Clin. Neuropsychol. 13(1) (1999), 12–21.

Haffner, J., Esther, C., Münch, M., Parzer, P., Raue, B., Stehen, R., Klett, M., Resch, F.: Veränderte Kindheit – neue Wirklichkeiten. Verhaltensauffälligkeiten im Einschulungsalter. Ergebnisse einer epidemiologischen Studie. Heidelberg (Eigendruck) (1998).

Haken, H.: Erfolgsgeheimnisse der Natur. Synergetik: Die Lehre vom Zusammenwirken. Reinbek: Rowohlt (1995).

Hechtman, L.: Assessment and diagnosis of attention-deficit/hyperactivity disorder. Child. Adolesc. Psychiatr. Clin. 9 (2000), 481–498.

Heim, C., Nemeroff, CB.: The role of childhood trauma in the neurobiology of mood and anxiety disorders: preclinical and clinical studies. Biol. Psychiary. 49 (2001), 1023–1039.

Herrle, J., Laucht, M., Esser, G., Dinter-Joerg, M., Schmidt, MH.: Dysphorische Säuglinge: Frühe Mutter-Kind-Interaktion und Entwicklung bis zum Vorschulalter. Kindheit und Entwicklung 8 (1) (1999), 15–22.

Hopf, H.: Zur Psychoanalyse des hyperkinetischen Syndroms. AKJP, Heft 107, XXXI. Jg. (3) (2000), 279–307.

Hüther, G.: Stress and the adaptive self-organization of neuronal connectivity during early childhood. Int. J. Devl. Neuroscience 16 (1998), 297–306.

Hüther, G.: Bedienungsanleitung für ein menschliches Gehirn. Göttingen: Vandenhoeck & Ruprecht(2001).

Hüther, G.: Biologie der Angst. Göttingen: Vandenhoeck & Ruprecht (1997).

Hüther, G.: Kritische Anmerkungen zu den bei ADHD-Kindern beobachteten neurobiologischen Veränderungen und den vermuteten Wirkungen von Psychostimulantien (Ritalin®). Analyt. Kinder- u. Jugendlichenpsychother. 32 (2001), 471–486.

Hüther, G., Adler, L., Rüther, E.: Die neurobiologische Verankerung psychosozialer Erfahrungen. Zsch. Psychosom. Med. 45 (1999), 2–17.

Hüther, G., Doering, S., Rüger, U., Rüther, E., Schüssler, G.: The stress-reaction process and the adaptive modification and reorganization of neuronal networks. Psychiatry Research (1999), 83–95.

Jacobvitz, D., Hazen, N., Curran, M., Hitchens, K.: Observations of early triadic family interactions: Boundary disturbances in the family pre-

dict symptoms of depression, anxiety and attention-deficit/hyperactivity disorder in middle childhood. Development and Psychopathology 16 (2004), 577–592.
Janols, LO.: Pharmacotherapy for children, adolescents and adults with attention-deficit/hyperactivity disorder and comorbid conditions from a Scandinavian perspective. In: Michelson, K., Stenman, S.: The many faces of attention-deficit/hyperactivity disorder. Acta Gyllenbergiana II. Helsinki, The Signe and Ane Gyllenberg Foundation (2001), 171–196.
Keeney, BP.: Ästhetik des Wandels. Hamburg: Isko-Press (1987).
Kemmner, C., Verbaten, MN., Koelega, HS., Buitelaar, JK., van der Gaag, RJ., Camfferman, G., van Engeland, H.: Event-related brain potentials in children with attention-deficit and hyperactivity disorder. Biol. Psychiat. 40 (6) (1996), 522–534.
Klein, RG.: Pharmacotherapy of childhood hyperactivity: An update. Psychopharmacology: The Third Generation of Progress. New York: Raven Press (1987), 1215–1224.
Kraemer, GW.: A psychobiological theory of attachment. Behav. Brain Sci. 15 (1992), 493–511.
Kramer, PD.: Listening to Prozac. Fourth Estate (1994).
Krause, K-H., Dresel, St., Krause, J.: Neurobiologie der Aufmerksamkeitsdefizit-/Hyperaktivitätsstörung. Psycho 26 (2000), 199–208.
Laucht, M., Eisert, HG., Esser, G.: Minimale cerebrale Dysfunktion: Ende eines Mythos? In: G. Neuhäuser (ed.) Entwicklungsstörungen des Zentralnervensystems. Stuttgart: Kohlhammer (1986), 189–198.
Liu, D., Diorio, J., Day, JC., Francis, DD., Meaney, MJ.: Maternal care, hippocampal synaptogenesis and cognitive development in rats. Nature Neuroscience 3 (2000), 799–806.
Ludewig, K.: Systemische Therapie. Stuttgart: Klett-Cotta (1992).
Mahler, MS.: Symbiose und Individuation. Bd. I: Psychosen im frühen Kindesalter. Stuttgart: Ernst Klett Verlag (1972).
Mahler, MS., Pine, F., Bergman, A.: Die psychische Geburt des Menschen. Frankfurt: Fischer (1987).
Meaney, MJ., Bhatnagar, S., Larocque, S., et al.: Individual differences in the hypothalamic pituitary-adrenal stress response and the hypothalamic CRF system. Ann. N.Y. Acad. Sci. 697 (1993), 70–85.
Merzenich, MM., Recanzone, GH., Jenkins, WM., Nudo, RJ.: How the brain functionally rewires itself. In: Arbid, M., Robnson, JA. (eds.): Natural and Artificial Parallel Computation. Cambridge USA: MIT Press (1990), 177–210.
Mesulam, MM.: Large-scale neocortical networks and distributed proces-

sing for attention, language and memory. Ann. Neurol. 28 (1990), 597–613.

Miller, A.: Das Drama des begabten Kindes und die Suche nach dem wahren Selbst. Frankfurt: Suhrkamp (1983).

Moll, GH., Mehnert, C., Wicker M., Bock, N., Rothenberger, A., Rüther E., Hüther G.: Age-associated changes in the densities of presynaptic monoamine transporters in different regions of the rat brain from early juvenile life to late adulthood. Dev Brain Res. 119 (2000), 251–257.

Moll, GH., Hause, S., Rüther, E., Rothenberger, A., Hüther, G.: Early methylphenidate administration to young rats causes a persistent reduction in the density of striatal dopamine transporters. J Child Adolesc Psychopharmacol 11 (2001), 15–24.

MTA Cooperative Group: A 14-month randomized clinical trial of treatment strategies for attention-deficit/hyperactivity disorder. Arch. Gen. Psychiat. 56 (1999), 1073–1086.

National Institutes of Health Consensus Development Conference Statement: Diagnosis and treatment of attention-deficit/hyperactivity disorder (ADHD).J. Am Acad. Child. Adolesc. Psychiat. 39 (2) (2000), 182–193.

Papousek, M.: Chancen und Grenzen der Früherkennung und Prävention von hyperkinetischen Störungen. Vortrag bei: Regulationsstörungen der frühen Kindheit. Frühe Risiken – frühe Hilfen. Wissenschaftliches Symposium des Institutes für Soziale Pädiatrie und Jugendmedizin der Ludwig-Maximilians-Universität im Kinderzentrum München. Forschungs- und Beratungsstelle Frühentwicklung und Kommunikation (2001).

Papousek, M., Schieche, M., Wurmser, H.: Regulationsstörungen der frühen Kindheit. Frühe Risiken und Hilfen im Entwicklungskontext der Eltern-Kind-Beziehungen. Bern/Göttingen: Hans Huber (2004).

Rappaport, GC., Ornoy, A., Tenenbaum, A.: Is early intervention effective in preventing ADHD? Israel J. of Psychiat. and Related Sci. 35 (4) (1998), 271–279.

Rapport, MD.: Controlled studies of the effect of psychostimulants on children's functioning in clinic and classroom settings. Ind: Conners, K., Kinsborune, M. (Hrsg.). Attention Deficit Hyperactivity Disorder. München: MMV-Medizin Verlag (1990).

Remschmidt, H.: Grundsätze zur Versorgung psychisch gestörter Kinder und Jugendlicher. Prax. Kinderpsychol. Kinderpsychiat. 39 (1992), 338–347.

Rosenblum, LA., Coplan, JD., Friedman, S., Bassoff, T., Gorman, JM., Andrews, MW.: Adverse early experiences affect noradrenergic and serotonergic functioning in adult primates. Biol. Psychiatry 35 (1994), 221–227.

Rothenberger, A., Hüther, G.: Die Bedeutung von psychosozialem Streß im Kindesalter für die strukturelle und funktionelle Hirnreifung: neurobiologische Grundlagen der Entwicklungspsychopathologie. Prax. Kinderpsycho. Kinderpsychat. 46 (1997), 623–644.

Rotthaus, W.: Wozu erziehen? Entwurf einer systemischen Erziehung. Heidelberg, Carl-Auer-Systeme (2000).

Rubia, K., Overmeyer, S., Taylor, E., Brammer, M., Williams, SC., Simmons, A., Bullmore, ET.: Hypofrontality in attention deficit hyperactivity disorder during higher-order motor control: a study with functional MRI. Am J Psychiat. 156 (6) (1999), 891–896.

Schaff, C.: Konsensus zur Diagnostik des ADH-Syndroms durch Fachärzte für Kinder- und Jugendpsychiatrie und -psychotherapie. Forum der Kinder- und Jugendpsychiatrie 11 (2) (2001), XVI–XVIII.

Schiepek, G.: Die Grundlagen der systemischen Therapie. Göttingen: Vandenhoek & Ruprecht (1999).

Schore, A. N.: Effects of a secure attachment relationship on right brain development, affect regulation, and infant mental health. Infant Mental Health Journal, Vol. 22 (1–2), (2001), 7–66.

Schore, A. N.: Dysregulation of the right brain: a fundamental mechanism of traumatic attachment and the psychopathogenesis of posttraumatic stress disorder. Australian and New Zealand Journal of Psychiatry (2002), 36: 9–30.

Sears, W., Sears, M.: The Attachment Parenting Book. Boston/New York/London: Little, Brown and Company (2001).

Selekman, MD.: Solution-focused Therapy with Children. Harnessing Familiy Strength for Systemic Change. New York/London: The Guilford Press (1997).

Selvini-Palazzoli, M.: Paradoxon und Gegenparadoxon. Stuttgart: Klett-Cotta (1999).

Smythe, JW., Rowe, WB., Meaney, MJ.: Neonatal handling alters serotonin (5-HT) turnover and 5-HT2 receptor binding in selected brain regions. Relationship to the handling effect on glucocorticoid receptor expression. Dev. Brain Res. 80 (1994), 183–189.

Sonuga-Barke, E.: A fresh look at the cognitive and motivational basis of ADHD. Lecture, 14th. Congress of the »Int. Association for Child and Adolescent Psychiatry and Allied Professions«, Stockholm (1998).

Sowell, ER., Thompson, PM., Holmes, CJ., et al.: Localizing age-relates changes in brain structure between childhood and adolescence using. Statistical parametic mapping. Neuro Image 9 (1999a), 587–597.

Sowell, ER., Thompson, PM., Holmes CJ., et al.: In vivo brain imaging for post-adolescent brain maturation in frontal and striatal regions. Nature Neuroscience 2 (1999b), 859–861.
Specht, F.: Kinder- und Jugendpsychiatrie – wie, wo, für wen? – Fragen der Versorgung und Versorgungsforschung. Prax. Kinderpsychol. Kinderpsychiat. 41 (1992), 83–90.
Spitz, R.: Angeboren oder erworben? Die Zwillinge Cathy und Rosy – eine Naturgeschichte der menschlichen Persönlichkeit und Entwicklung. Vortragsreihe, hrsg. v. L. Köhler. Weinheim/Basel: Beltz-Verlag (2000).
Spitz, R.: Vom Säugling zum Kleinkind. Stuttgart: Klett (1967).
Steinhausen, HC.: Hyperkinetische Störungen im Kindes- und Jugendalter. Stuttgart: Kohlhammer (1995).
Stern, DN.: Die Lebenserfahrung des Säuglings. Stuttgart: Klett-Cotta (1992).
Stierlin, H.: Das Tun des Einen ist das Tun des Anderen. Eine Dynamik menschlicher Beziehungen. Frankfurt: Suhrkamp (1976).
Still, GF.: The Culostian lectures on some abnormal psychical conditions in children. Lancet (1902), 1008–1012.
Sturma, J.: Psychological deprivation as patho-plastic and prognostic factor for children with attention deficit hyperactivity disorder. Vortrag bei: Attachment and Trauma. Risk and Protective Factors in the Development of Children. München (2001).
Thelen, E., Smith, LB.: A dynamic systems approach to the development of cognition and action. Cambridge Massachusetts/London: The MIT Press (1998).
Thomas, A., Chess, S., Birch, HG.: Temperament and Behavior Disorders in Children. New York: University Press (1968).
Trott, GE.: Das hpyerkinetische Syndrom und seine medikamentöse Behandlung. Leipzig/Berlin/Heidelberg: Ambrosius Barth-Verlag (1993).
Twenge, JM.: The age of anxiety? Birth cohort change in anxiety and neuroticism. J Pers Soc Psychol. 76 (6) (2000), 1007–1021.
Watzlawick, P.: Lösungen. Zur Theorie und Praxis menschlichen Wandels. Bern/Stuttgart/Wien: Huber (1974).
Watzlawick, P.: Die Möglichkeit des Andersseins. Zur Technik der therapeutischen Kommunikation. Bern/Stuttgart/Wien: Huber (1986).
Wegerer, V., Moll, GH., Bagli, M., Rothenberger, A., Rüther, E., Hüther, G.: Persistently increased density of serotonin transporters in the frontal cortex of rats treated with fluoxetine during early juvenile life. J Child Adolesc Psychopharmacol 9 (1999), 13–24.
Weinberg, WA., Ernslie, GJ.: Attention deficit hyperactivity disorder: The differential diagnosis. J. of Child Neorology 6 (1991), 23–36.

Wender, PH.: Das hyperaktive Kind. Ursachen, Beschreibung und Behandlung einer Verhaltensstörung. Ravensburg: Maier (1976).

Wernicke, J. F., Kratochvil, Chr. J.: Safety Profile of Atomoxetin in the Treatment of Children and Adolescents With ADHD. J. Clin. Psychiatry (2002), 63 (suppl. 12).

Winnicott, DW.: Ich-Integration in der Entwicklung des Kindes. In: Reifungsprozesse und fördernde Umwelt. München: Kindler Verlag (1974), 72–81.

Winterfeld, KT., Teuchert-Noodt, G., Dawirs, RR.: Social environment alters both ontogeny of dopamine innervation of the medial prefrontal cortex and maturation of working memory in gerbils (Meiones unguiculatus). J. Neurosci. Res. 52 (1998), 201–209.